BUNDESVERBAND

Aufmerksamkeitsstörung/Hyperaktivität e.V.

ehemals: BUNDESVERBAND der Elterninitiativen zur Förderung hyperaktiver Kinder e.V.

Fachbeiträge zum Thema: „Aufmerksamkeits-Defizit-Syndrom“
Heft 2, Ausgabe 1999

Fachbeiträge zum Thema

Aufmerksamkeits-
Defizit-
Syndrom

Aufmerksamkeitsstörung!
Was nun?

Eine Sammlung von aktuellen Beiträgen zum Thema ADS und Begleiterkrankungen

Themenschwerpunkt:
Erwachsene mit ADS

Herausgeber und Verlag:
Bundesverband Aufmerksamkeitsstörung/Hyperaktivität e.V.
ehemals: Bundesverband der Elterninitiativen zur Förderung hyperaktiver Kinder e.V.
Postfach 60, 91291 Forchheim

Redaktion und Gestaltung:
Irene und Hans Gerhard Braun, Forchheim

Umschlaggestaltung:
Dieter Voigt, Kleinwallstadt

Druck:
Fa. Sperl, Forchheim
Umschlag: Fa. Mauser, Forchheim

„Was nun?“, Vereinszeitung
13. Ausgabe als Fachbuch 1999
Preis 14,90 DM

1. Auflage 1999
2. Auflage 2001

ISBN 3-933067-03-0

Inhaltsverzeichnis

Fachbeiträge

Hinweise

Fachbeiträge
zum Thema Aufmerksamkeits-Defizit-Syndrom

Heft 1, Ausgabe 1998, 2. Aufl.
Hrsg: BVdE zur Förderung hyperaktiver Kinder e.V.

Aus dem Inhalt:

Danny Sugerman
Leben mit Aufmerksamkeitsdefizit/Hyperaktivitätsstörung in Hollywood

Dr. Klaus-Henning Krause, Dr. Johanna Krause

1989 veröffentlichte der amerikanische Bühnenmanager und Autor Danny Sugerman seine Autobiographie mit dem Titel „Wonderland Avenue", zwei Jahre später erschien das Buch in deutscher Sprache beim Maro-Verlag Augsburg, inzwischen liegt es als Taschenbuch in der Serie Piper vor (1). Sugerman hatte als Jugendlicher engen Kontakt mit Jim Morrison, dem Leadsänger der Doors, einer der bekanntesten Rockbands ihrer Zeit, unter anderem mit dem großen Hit „Light My Fire"; nach dem Tod von Morrison managte er das Bandmitglied Ray Manzarik sowie ein weiteres Pop-Idol, Iggy-Pop. In seiner Biographie schildert er sehr eindringlich seine durch die Trennung der Eltern und das Aufwachsen mit einem gehaßten Stiefvater recht problematische Kindheit und Jugend sowie seine späteren Erfahrungen mit „Sex & Drugs & Rock'n Roll", wie es im Untertitel des Buches heißt. Was das Buch für die Leser dieser Zeitschrift so interessant macht, ist die Tatsache, daß der Autor ganz offensichtlich unter einer Aufmerksamkeitsdefizit-/Hyperaktivitätsstörung (ADHS) leidet. So beschreibt er ein Gespräch mit seinem Idol Jim Morrison im Alter von 13 Jahren, als man ihn der Schule verwiesen hatte, nachdem er die Schultoilette in die Luft gesprengt hatte:

„In Duke's Coffee Shop erzählte ich an einem warmen Dienstagmorgen im Februar 1967 Jim Morrison meine Lebensgeschichte, wobei ich mich auf die letzten 12 Monate konzentrierte. Ich schien ständig Ärger zu haben, erzählte ich ihm. Alles was mir gefiel, brachte mir immer Schwierigkeiten ein. Früher oder später kam immer einer an und sagte: ‚Das ist jetzt verboten.' So war es mir mit meinen Tieren ergangen und mit dem Catchen.

Ich hielt inne.

‚Und jetzt wollen sie mir auch den Rock'n Roll wegnehmen. Es macht mich wirklich traurig. Außerdem wollen sie, daß ich zu 'nem Arzt gehe und mir Pillen verschreiben lasse, die mich müde machen sollen. Ich weiß nicht, was ich tun soll.'

Er wirkte interessiert.

‚Weißt du, ich glaube, irgendwo muß es ein ungeschriebenes Gesetz geben, das besagt: Laß deine Kinder auf keinen Fall so werden, wie sie sind. Ihr Ziel ist es, einen seelisch zu brechen. Im Süden, wo ich herkomme, geben sie das offen zu. Ist man erst seelisch gebrochen, bleibt Raum für ihren Gott und ihre Vorschriften.'

Er überlegte kurz.

‚Was für Pillen sind das denn?'

Ich erzählte ihm, was ich wußte. Man hatte gesagt, daß ich hyperaktiv sei; ich hatte viel Ärger in der Schule. Meine Lehrer sagten, meine Eltern müßten etwas dagegen unternehmen. Mom hatte heute einen Termin in der Schule, um zu besprechen, was mit mir geschehen sollte. Ein Arzt hatte ein Medikament namens Ritalin vorgeschlagen, das eigentlich ein Aufputschmittel war, auf hyperaktive Kinder aber aus bestimmten Gründen eine beruhigende Wirkung hatte. Solche Kinder leiden unter einer angeborenen Überproduktion des Schlafhormons, und um diese ständige Müdigkeit zu neutralisieren, entwickeln sie einen unterbewußten Abwehrmechanismus, der es ihnen ermöglicht, aufmerksam und wach zu bleiben. Diese Abwehr zur Kompensation der Müdigkeit äußert sich in extremer Aktivität und der Unfähigkeit stillzusitzen oder den Mund zu halten. Ritalin verlangsamt die Produktion des schlafauslösenden Hormons und beseitigt den Anlaß des Abwehrverhaltens.

Morrison hörte zu und wurde wütend.

‚Das ist doch Scheiße! Jetzt hör mir mal gut zu. Laß das nicht mit dir machen. Nur weil du nicht in ihr System paßt und ihre Erwartung enttäuschst, wollen sie dich innerlich zerbrechen und so verbiegen, bis du da reinpaßt. Das ist Scheiße. Laß dich nicht an die Leine legen. Du hast einfach das Glück, viel Energie zu haben. Laß nicht zu, daß sie das mit diesen Scheißpillen abtöten. Sei einfach du selbst. Mein Gott!' sagte er zu dem Mädchen, ‚Das darf doch nicht wahr sein!'

‚Aber...' stammelte ich, ‚aber was ist, wenn man gar nicht weiß, wer man eigentlich ist?'

Ich hatte Morrison beeindrucken wollen und jetzt war ich auf dem besten Weg, einen Vollidioten aus mir zu machen.

Ihn kümmerte das einen Scheiß.

‚Kein Kind in deinem Alter weiß, um was es eigentlich geht. Aber du kommst schon noch dahinter, ganz bestimmt', ermutigte er mich. ‚Du darfst dir nur keine Grenzen setzen. Das ist der Weg zur Erkenntnis. Man muß alle möglichen Erfahrungen sammeln und herausfinden, in welcher Beziehung man zur Welt steht, und mit der Zeit bekommt man dabei ein klareres Bild von sich selbst. Aber laß dich von niemand ändern. Bestehe auf die Freiheit, alles wenigstens einmal auszuprobieren. Setz dir keine Grenzen. Glaubst du, du schaffst das?'

‚So habe ich es schon mein ganzes Leben lang gemacht!', rief ich. ‚Schön, dann hör jetzt bloß nicht damit auf.'

Zum Aufhören ist es jetzt zu spät, dachte ich bei mir." (1, S. 66-67)

Vielen wird der Einwand, daß Danny sich durch die Medikation innerlich nicht zerbrechen und verbiegen lassen solle, daß man ihn nur an die Leine legen wolle, daß man seine Energie mit den Pillen abtöten wolle, sehr bekannt vorkommen. Immerhin war der Leidensdruck des Dreizehnjährigen aber schon so groß geworden, daß er sich nicht ohne weiteres von dieser Argumentation überzeugt zeigte. Über seine Probleme in der Schule schreibt Morrison unter anderem:

„Die Lehrer setzten übrigens ebenso hochgespannte Erwartungen in mich (falls sie mich nicht schon zuvor als Schüler gehabt hatten). Vor einigen Jahren hatten sie erst meinen Bruder und dann meine Schwester unterrichtet, die durch Lerneifer geglänzt, hervorragende Noten erzielt und den Olymp des Wissens und der Gelehrsamkeit erklommen hatten. ‚Dumm bist du jedenfalls nicht', sagten sie. Wirklich haarig wurde die Sache immer, wenn sich ein Lehrer in den Kopf setzte, er sei dazu ausersehen, dieses ‚brachliegende Potential' zu erschließen. Leider gelang es keinem von ihnen; schlimmer noch, ihr Versagen bedeutete für mich immer ein Versagen in den von ihnen unterrichteten Fächern. Wenn Lehrer einem Kind erklären, es werde ‚den eigenen Möglichkeiten nicht gerecht', dann wollen sie in Wirklichkeit damit sagen, daß sie das Kind nicht motivieren können, das zu tun, was sie wollen, es ist also ihr Versagen, nicht umgekehrt. Doch auf diese Weise ist das Kind der Sündenbock, nicht der Lehrer. Es ist ein ziemlich gerissener, um nicht zu sagen schäbiger Winkelzug.

Ich gab mir Mühe, Nan und Joe ihre schulischen Leistungen nicht zu verübeln. Trotzdem war ich nicht grade begeistert, daß meine Schwester seit kurzem einen Studienplatz an der University of California in Los Angeles hatte und mein Bruder Medizin studieren wollte. Alles schien sich gegen mich verschworen zu haben, mir Steine in den Weg zu legen, für mich waren ihre Erfolge ein persönlicher Affront.

Nach wie vor machte ich bei jeder sich bietenden Gelegenheit einen Abstecher nach Hollywood, tat aber alles, um zu Hause und in der Schule den Schein zu wahren. Konkret hieß dies, daß ich mir Ausreden für mein Fehlen in der Schule überlegen und rechtzeitig zum Abendessen wieder zu Hause sein mußte. Bald fiel den Lehrern mein wiederholtes Fehlen auf, und obwohl ich mir alle Mühe gab, bekam mein Lügengebäude die ersten Risse. Der Druck war einfach zu groß - weder meine Familie durfte etwas von meinen heimlichen Ausflügen erfahren, noch die Schule. Und nicht nur vor meinen Eltern und Lehrern mußte ich es verheimlichen, auch vor meinen Mitschülern. Sie nahmen mir nicht ab, daß ich die Doors überhaupt kannte, und auch das erwies sich als große Belastung und brachte mich ständig in Verlegenheit, ohne daß ich etwas dagegen tun konnte. Es macht nicht gerade Spaß, wenn einen alle für einen Lügner halten, und als Teenager schon gar nicht. Allmählich betrachtete ich dieses Lebensalter als eine Art sich besonders lang hinziehender Geisteskrankheit." (1, S.82-83)

Wenig später heißt es: „In der Schule frustrierte mich meine Unfähigkeit zur Anpassung immer mehr. Es hörte sich so leicht an. Ich sah mich um - die anderen Jugendlichen hatten damit überhaupt keine Probleme. ‚Du gibst dir keine Mühe‘, sagten sie mir, dabei war es in Wirklichkeit leider so, daß ich gar nicht wußte, was ich tun sollte. Aber ich gab Ihnen recht, was sie überraschte. Meine Geschichts- und Mathelehrerinnen meldeten mein Fehlen schon gar nicht mehr. Ich mußte nicht mal in ihren Unterricht gehen. Und was war mit den anderen Lehrern? Wahrscheinlich hatten sie mich als ‚fehlt unentschuldigt‘ ins Klassenbuch eingetragen. Aber selbst das ließ sich regeln. Es gab Zeugnisse, und dazu mußte ich nicht nur in die Schule gehen, sondern auch die Schmach ertragen, mit dem Formular die Lehrer einzeln abzuklappern, damit sie ihre Noten eintragen und unterschreiben konnten. Schließlich mußte ich die Hiobsbotschaft mit nach Hause nehmen und meinen Eltern zeigen. Meine Mutter warf einen Blick auf die zwei Reihen: ‚Unbefriedigend‘ in den Spalten ‚Verhalten‘ und ‚Mitarbeit‘, zweistellige Zahlen in den Rubriken ‚Fehlstunden‘ und ‚Verspätungen‘; zwei ‚ungenügend‘, drei ‚ausreichend‘ und ein ‚sehr gut‘ (in Sport). Die Bemerkungen der Lehrer waren fast noch schlimmer als die Noten.

‚Was ist, wenn ich das einfach nicht unterschreibe?‘ fragte meine Mutter mich.

‚Ich weiß nicht. Werde ich dann von der Polizei abgeholt?‘.

‚Mach keine Witze‘, sagte sie.

‚Ach, komm, Mom, so schlimm ist das doch gar nicht. Immerhin bin ich nicht durchgerasselt, schließlich habe ich die neunte Klasse bestanden.‘

‚Das *ist* schlimm‘, widersprach sie ganz traurig. ‚Ich glaube, dir ist gar nicht klar, wie schlimm das ist.‘

‚Na, ja, davon geht die Welt doch nicht unter, oder?‘ fragte ich und versuchte, den bislang ziemlich düsteren Nachmittag etwas aufzuheitern. ‚Weißt, du, vielleicht bin ich dir gegenüber zu nachgiebig. Ich fürchte, wenn ich dir Vorschriften mache, würdest du dich nicht einmal mehr bei mir melden. Ich weiß nie, wo du bist oder was du machst. Vielleicht habe ich es zu gut mit dir gemeint.‘

Sie warf mir einen Blick zu, um sich zu vergewissern, daß ich sie nicht verdammte. ‚Vielleicht habe ich bei dir die Zügel zu sehr schleifen lassen‘, fügte sie hinzu. (1, S.90-91)

Als die Probleme in der Schule immer mehr eskalierten, kam es zu einer großen Aussprache gemeinsam mit den Eltern und dem Schuldirektor Tanner:

„ ‚Danny scheint sich einfach an keine Vorschriften halten zu können‘, sagte Tanner. ‚In der Schule nicht und offensichtlich auch nicht zu Hause. Sie sind seine Eltern. Es muß etwas unternommen werden.‘

Scheiße, jetzt kommt`s. Ich war kurz vor dem Kotzen.

‚Was schlagen Sie vor, das wir dagegen tun sollen?' fragte Dad ihn.

‚Ich glaube nicht, daß jemand von uns etwas dagegen tun kann', sagte Tanner.

‚Was?' riefen wir alle gleichzeitig.

‚Was wollen Sie damit sagen? Daß wir dem Jungen weiter freien Lauf lassen sollen?'

‚Nein, das dürfen wir nicht länger zulassen. Aber die Entscheidung, was geschehen soll, liegt nicht bei uns. Ihr Sohn muß entscheiden.'

Alle Blicke richteten sich auf mich.

Tanner fuhr fort: ‚Wir können einige Alternativen aufzeigen, aber er muß die Wahl treffen. Wir können ihn zu nichts zwingen.'

Ich traute meinen Ohren nicht. Sie gaben es zu. Solange ich zurückdenken konnte, hatte ich versucht, ihnen diese Tatsache klarzumachen, und jetzt gaben sie sich praktisch geschlagen. Irgendwie konnte ich diesen Triumph nicht richtig genießen.

‚Also, wie hättest du es denn gerne?' fragte mich Tanner, der mein Zeugnis zusammenfaltete und sich noch immer in seinem Sessel nach hinten lehnte.

‚Mmh....was waren gleich noch mal meine Möglichkeiten?'

‚Du kannst auf eine andere Schule wechseln, obwohl ich bezweifle, daß dich eine staatliche Schule aufnehmen wird, was also auf den Eintritt in eine Militärakademie hinausläuft. Oder wir können es mit diesen Medikamenten versuchen, die dir nach Ansicht der Ärzte helfen werden, dich zu benehmen.'

Dad ergriff das Wort, bevor ich etwas sagen konnte.

‚So leicht kann man sich das nicht machen. Der Junge muß nur ein bißchen Disziplin lernen. Man kann ihm nicht einfach eine Pille geben und erwarten, daß alles weggeht.'

Tanner antwortete: ‚Aber ist es nicht Dannys Entscheidung? Wenn es funktionieren soll, muß er die Entscheidung treffen. Darin stimmen wir doch alle überein, oder?'
‚Was möchtest du also, Junge' fragte Dad.

Die Antwort fiel mir leicht: Ich entschied mich für das Medikament.

‚Wann?' fragte Tanner.

‚Wann Sie wollen.'

‚Ich hoffe um deinetwillen, daß es klappt', sagte Tanner.

‚Das hoffe ich auch', sagte ich, an alle gewandt.

Meiner Meinung nach lautete die Frage nicht: War ich hyperaktiv oder nicht, sondern vielmehr: Hatte ich damit alle vom Hals.

Der Arzt erklärte mir, Ritalin könnte die Symptome kurieren, aber nicht alle meine Probleme für mich lösen. Es kam ganz darauf an, wie man die Probleme definierte. War das Problem eine Verbesserung meiner Leistung in der Schule, dann funktionierte Ritalin. Wenn das Problem Clarence (Anmerkung: der Stiefvater) war, nun, auf ihn hatte Ritalin keinerlei Einfluß. Es verbesserte jedoch meine Konzentrationsfähigkeit; ich konnte länger stillsitzen.

Besser leben durch Chemie, das war damals die Devise. Ich muß zugeben, ich war ganz schön beeindruckt. Eine kleine Pille, und fast über Nacht änderte sich so vieles. Meine Noten wurden in allen Fächern besser (einschließlich Mitarbeit und Verhalten). Die Lehrer waren von dem Experiment in Kenntnis gesetzt und gebeten worden, mir noch eine Chance zu geben und sorgfältig auf alle Veränderungen an mir zu achten. Sie waren von der Wirkung überrascht und berichteten, daß sich mein Verhalten auf wundersame Weise gebessert hatte. Ich nahm ihr Lob gelassen hin. Als Mr. Tanner zwei Monate lang nichts mehr von mir gehört hatte, rief er sogar zu Hause bei meiner Mutter an, nur um sich zu vergewissern, daß mit mir alles in Ordnung war. Alles war in schönster Ordnung. Zum ersten Mal in meinem Leben erledigte ich regelmäßig meine Hausaufgaben. Die Schule fiel mir leichter. Die Doors erlaubten mir, ihnen bei den Proben zuzuhören, was jedesmal der Höhepunkt meiner Woche war. Wenn sie nicht arbeiteten oder Auftritte außerhalb der Stadt hatten, ging ich zu Evan. Mit Hilfe von Ritalin konnte ich die Schule und meine außerschulischen Aktivitäten ohne Probleme unter einen Hut bringen. Alles entwickelte sich so gut, daß es fast zu schön war, um wahr zu sein. Das Leben war schön. Sogar Clarence konnte mir nicht die Laune vermiesen.“ (1, S.95-97)

Ritalin hatte also einen ausgezeichneten Effekt, konnte aber die äußeren Probleme des Heranwachsenden nicht lösen, der hin und her gerissen war zwischen seinem Verpflichtungsgefühl gegenüber der Mutter, die mit dem gehaßten Stiefvater zusammenlebte, dem Angebot des wohlhabenden Vaters, ihn wie zuvor schon seine beiden älteren Geschwister bei sich aufzunehmen, und der Liebe zu den Doors, mit denen Umgang zu haben ihm der Vater ausdrücklich verboten hatte.

„Mein Leben war sozusagen im Lot. Die neuen Medikamente beseitigten die meisten meiner Verhaltensprobleme, aber nicht alle. Nach wie vor ging ich bei jeder Gelegenheit zu den Doors, doch niemand schien sich daran zu stören (‚Wenigstens ist er gut in der Schule‘, überlegten sie sich wohl. ‚Da halten wir uns besser raus‘). Ich erzählte meiner Familie nichts davon und mußte keine Fragen beantworten. Niemand wollte das Faß zum überlaufen bringen.

Doch der Pegel in dem Faß stieg an. Zunächst ganz langsam. Eine Vielzahl neuer Probleme tauchte auf..." (1, S. 100)

Sugerman schämte sich, seinem Idol Morrison von der Ritalin-Einnahme zu erzählen: „Ich hatte Jim erzählt, vor welchem Dilemma ich stand und wie mich das nervte. Ich hoffte, er würde meine Zugehörigkeit zu ihm bestätigen, damit ich von der Schule abgehen und ganztags für die Doors arbeiten konnte. Von dem Kompromiß mit dem Ritalin hatte ich ihm immer noch nichts gesagt und kam mir deshalb wie ein Riesenarschloch vor." (1, S. 102)

Die Probleme mit dem Stiefvater wurden immer größer, und Sugerman begann zusätzlich zum Ritalin Haschisch zu konsumieren: „Ich hatte mir angewöhnt, vor der Schule frühmorgens aus dem Haus zu schleichen, um Clarence aus dem Weg zu gehen. Diese Idee war eigentlich nicht auf meinem Mist gewachsen. Clarence hatte mir verboten, je wieder seine heiligen Hallen zu betreten, bevor ich nicht wie ein normaler Mensch aussah. Neben die Streiterei um die Haarlänge war jetzt die Kleiderordnung getreten: Keine Schlaghosen, keine Lederjacken, keine zerschlitzten oder geflickten Bluejeans. Er hatte mir verboten, mich in seinem Haus aufzuhalten, solange ich mich anzog wie bisher und mir die Haare nicht kürzer schneiden ließ. Damit konnte ich leben. Ich mochte ihn und sein Haus wahrscheinlich noch weniger als er mich und meine Anwesenheit. Außerdem konnte ich mir einen schöneren Start in den Tag vorstellen, als ihm begegnen zu müssen. Lieber ging ich früh aus dem Haus, traf mich mit ein paar Freunden und rauchte auf dem Schulweg einen Joint.

Grass machte das Leben interessanter für mich. Ich fühlte mich freier, weniger an den Streß zu Hause gebunden und an die Erwartungen, die dort und anderswo in mich gesetzt wurden. Ich hatte ein paar Bücher gewälzt und irgendwo gelesen, daß Drogen einem ein trügerisches Wohlbehagen verliehen, was sich schon mal ganz gut anhörte. Fasziniert erfuhr ich, Druck von seiten der Peer Group führe zu Drogenkonsum. Nun wartete ich die ganze Zeit, daß meine Freunde mir die Daumenschrauben anlegten, aber ich wartete vergebens. Im Gegenteil - wer nicht mitzahlte, durfte auch nicht mitrauchen. Meine Mutter hatte mir eingeschärft, mich nicht von meinen Freunden beeinflussen zu lassen. Dad machte sich schon seit über einem Jahr Sorgen, die Doors könnten mich mit Drogen bekanntmachen. ‚Es darf nicht dazu kommen, daß du nur dabeisein darfst, wenn du Drogen nimmst', wurde ich gewarnt.

Druck von seiten der Peer Group - ein Mythos. So etwas gibt es nicht. Der Druck kommt von innen. Das Ich übt den Druck aus. Ich möchte zu Ihnen gehören. Den anderen ist es scheißegal, ob ich das gleiche mache wie sie. Sie sind vermutlich viel zu sehr mit Nachgrübeln beschäftigt, wer zum Teufel sie eigentlich sind und wie sie sich einfügen können, um sich Gedanken darüber zu machen, an wen sie ihren Stoff verschenken.

Das Kiffen gab mir die Freiheit, der zu sein, der ich sein wollte, aus meiner Rolle im Hier und Jetzt zu entfliehen. Man kommt sich cool vor, wenn man high ist, denn die anderen halten einen für cool und man sieht sich selbst durch ihre Augen. Vielleicht strahlt man auch nur eine gewisse Coolheit aus, und die anderen fangen das auf. Daß andere Leute es gar nicht cool fanden, sondern es ablehnten und überhaupt nicht beeindruckt waren, vergrößerte den Reiz nur noch. Ich fand das Kiffen gut. Ich rauchte gerne Grass. Ich mochte den Duft. Ich mochte die Aufregung, das ganze Drum und Dran beim Kiffen. Ich brauchte andere Leute, die kifften. Ich mochte mich selbst, wenn ich high war. Musik gefiel mir besser, wenn ich high war. Da Ritalin meine Konzentrationsfähigkeit steigerte, stellte ich sogar fest, daß ich Geschmack am Lesen fand, wenn ich auf einem kleinen Trip war.“ (1, S. 105-106)

Die Beziehung zu seinem leiblichen Vater war zwischenzeitlich auf dem Nullpunkt gewesen, nachdem er im letzten Moment den Umzug in dessen Haus abgesagt hatte, da er fürchtete, dann keinen Kontakt zu den Doors mehr haben zu können. Nach einiger Zeit entspannte sich das Verhältnis zu seinem Vater wieder:

„Immerhin sprachen Dad und ich wieder miteinander, und längst hatte ich es satt, mir dauernd sein ‚Du kannst nicht immer tun, wozu du grade Lust hast!‘ anhören zu müssen. Ich verstand, was er damit meinte. Mir ging nur nicht in den Kopf, warum ich das nicht tun konnte. ‚Alles machst du zu schnell. Verhalte dich doch mal wie ein Kind. Wieso hast du es mit dem Erwachsenwerden so eilig? Nimm dir Zeit. Sonst hast du nichts, auf das du dich noch freuen kannst. Wenn du mal achtzehn bist, wird's nichts mehr geben, was du noch tun kannst.‘ Mit dieser Erklärung gab ich mich nicht zufrieden. Wieso alles auf Morgen verschieben? Wem schadete ich schon? Meine Eltern sagten, sie wollten nicht, daß ich als Rauschgiftsüchtiger in der Gosse landete oder als Schulabbrecher Penner würde. In diesem Punkt war ich mit ihnen einer Meinung. Kein Problem. ‚Wir möchten bloß, daß du glücklich, gesund und erfolgreich wirst. Wir wollen nur dein Bestes.‘ Aber genau das wollte ich doch auch. Sie verstanden nicht, wie stark meine Faszination war und wie sehr ich mich schon festgelegt hatte. Sie sahen nur die Auswirkungen davon und waren alles andere als begeistert. Die Frage war nur: Was konnten sie dagegen tun?

Sie gingen zum Angriff über. Ich wich aus.“ (1, S. 109)

Interessant ist die Wiedergabe eines Gesprächs mit Jim Morrison und Ray Manzarik über das Wesen des Künstlers:

„Ich besorgte mir ein Exemplar von Aldous Huxley´s ‚Die Pforten der Wahrnehmung‘. Ich hatte keine Ahnung, daß das Buch von seinen Erfahrungen mit Mescalin handelte. Das ganze Buch drehte sich um´s Kiffen!

Blake hatte auch gesagt: ‚Der Weg der Maßlosigkeit führt in den Palast der Weisheit‘, ich faßte diesen Satz so auf wie das, was Jim mir gesagt hatte, als wir uns damals im Duke´s zum erstenmal richtig unterhalten hatten: ‚Mach so viel Fehler, wie du kannst, setz dir keine Grenze.‘

Bei der erstbesten Gelegenheit fragte ich Morrison und Manzarik, ob ich das richtig verstanden hatte. Ray gab mir eine Eins in Textverständnis. Jim nannte mich einen Klugscheißer.

‚Und was ist mit dieser ständigen Beschwörung des Wahnsinns?‘ fuhr ich fort. ‚Worum geht's dabei?‘

Jim und Ray tauschten bedeutungsvolle Blicke. Eher an Ray als an mich gewandt sagte Jim: ‚Ich bin schon immer der Meinung gewesen, daß ein Künstler die Muse nicht einfach zwingen kann.‘

Ray sagte: ‚Stimmt. Sie kommt nicht immer, wenn man sie ruft.‘

Zu mir sagte Jim: ‚Es gibt eine Richtung in der Philosophie, die die These vertritt, daß sich alles, jede Art von Leistung, auf den Willen gründet. In einigen Fällen mag dies zutreffen. Aber ich glaube, die eigentliche Leistung eines Künstlers liegt in seiner Aufnahmefähigkeit, nicht in seiner Erfindungskraft...Außerdem halte ich es für die Pflicht und Schuldigkeit eines Künstlers, alles in seiner Macht Stehende zu tun, um seine Aufnahmefähigkeit zu erhöhen.‘“ (1, S. 135-136)

Hier klingt an, daß die Reizoffenheit des Hyperaktiven eine wichtige Voraussetzung für eine künstlerische Laufbahn sein kann. Gefährlich wird die Aussage dann, wenn sie zu Drogen- und Alkoholmißbrauch führt, um auf diesem Weg die Aufnahmefähigkeit zu steigern.

Genau dies wurde in der Folge das Problem Sugermans. Zunächst hielt sich der Konsum sehr in Grenzen, Sugerman arbeitete neben der Schule regelmäßig für die Doors. Einen Wendepunkt markierte der Tod Morrisons in Paris, nachdem Sugerman vorher schon endgültig vom Stiefvater aus dem Haus geworfen worden war und mit Unterstützung Morrisons im Hotel Tropicana in Los Angeles gelebt hatte. Nach Morrisons Tod begab sich Sugerman zu seinem leiblichen Vater:

„Ich klopfte an die große Kirschbaumtür. Die Tür sprang auf. Vor mir stand Dad in einer ausgebeulten Kordhose und einem ärmellosen UCLA-Sweatshirt. Zwischen den beiden Kleidungsstücken guckte sein großer haariger Bauch hervor. Er schien nicht überrascht, mich zu sehen. Aber er wirkte auch nicht sonderlich erbaut.

‚Jim ist tot.‘

Meine Stimme klang fremd in meinen Ohren.

‚Aha, na und? Was hast du erwartet?‘

Ich wußte nicht, was ich von ihm hören wollte. Wir standen beide an der Tür, er drinnen, ich draußen. Ich erhoffte ein bißchen Mitgefühl. Toll wäre gewesen, wenn er mir einfach vergeben hätte. Oder war das zu viel verlangt?

Keiner von uns sagte etwas. In diesem Moment wäre ich schon mit einem ‚Hallo‘ zufrieden gewesen. Worauf wartete er? Wollte er, daß ich sagte, was sich eigentlich von selbst verstand? Wollte er aus meinem Mund hören, daß es mir leid tat und ob ich bei ihm wohnen konnte? Oder was? In diesem Moment wurde mir zum ersten Mal klar, daß er auch Nein sagen konnte. Er mußte mich nicht bei sich wohnen lassen. Das rüttelte mich wirklich auf. Im Tropicana zu wohnen und auf Jims Rückkehr nach L.A. zu warten war eine Sache. Aber die Aussicht, dort für den Rest meines Lebens zu wohnen, war etwas ganz Anderes, vor allem jetzt, wo Morrison tot war. Ich war darauf gefaßt, ihn zu bitten. Wenn es sein mußte, war ich dazu bereit. Und Dad schwieg sich immer noch aus. Endlich sagte er etwas.

‚Bist du bereit, bei mir einzuziehen, zum Friseur zu gehen, deine Rolle als Familienmitglied zu übernehmen und dich endlich wie ein verantwortungsbewußter Mensch zu benehmen?‘

Ich schluckte. Noch hatte ich die Möglichkeit abzulehnen. Das war zwar leichter, aber nicht viel. Ein Nein bedeutete ein Ja zu einer Menge anderer Dinge, von denen ich nicht sicher war, daß ich mit ihnen zurande kam. Andererseits schloß auch ein Ja eine Menge anderer Dinge mit ein, bei denen mir dies ebenso unsicher erschien.

‚Ich kann's versuchen‘, antwortete ich.

‚Das reicht jetzt nicht mehr.‘

Er machte Anstalten, die Tür zu schließen.

‚Ok, ok, ich bin einverstanden. Ich mach alles, was du willst. Ich möchte mich ja anpassen, Dad....Mein Gott, ich habe niemand mehr, an den ich mich sonst wenden könnte.‘

‚Aha, verstehe, dann bin ich also deine letzte Chance?‘

Mir wurde bewußt, wieviel mir daran lag, es ihm recht zu machen, wie sehr ich ihn brauchte. Die Frage war nur, wieviel von mir selbst ich für seine Anerkennung aufzuopfern bereit war und wieviel mir das nützen würde, wenn er mich nicht so akzeptierte, wie ich nun mal war.

‚Du bist meine einzige Chance, Dad.‘

Die Tür schwang wieder auf und mit gesenktem Kopf trat ich ein.“ (1, S. 199-200)

Der Vater verwöhnte ihn finanziell über alle Maßen, kaufte ihm eine Corvette Stingray und richtete in den teuersten Läden von Los Angeles unbegrenzte Kundenkonten für seinen Sohn ein. Er tat aber auch etwas, das den weiteren Lebensweg des Sohnes wohl sehr negativ beeinflußte:

„Dann sorgte er dafür, daß ich das Ritalin absetzte. Eines Abends nahm er das Röhrchen einfach aus dem Arzneischrank und leerte den Inhalt in die Toilette.

‚Das brauchst du nicht mehr‘, sagte er und warf das Röhrchen in den Mülleimer. Auf den ersten Blick war alles in schönster Ordnung. Aber bei genauerem Hinsehen merkte man, daß die Sache schiefzulaufen begann. Die Depression, gegen die ich die ganze Zeit angekämpft hatte, brach schließlich doch über mich herein. Nun war ich das genaue Gegenteil von hyperaktiv: Lethargisch und niedergeschlagen. Mein Körper war träge, aber meine Gedanken rasten. Ich konnte mich auf nichts konzentrieren. Meine Nerven lagen völlig bloß. Ich war verletzlich, urplötzlich überliefen mich heiße und kalte Schauer. Oft wurde mir so schwindlig, daß ich mich hinlegen mußte. Als diese Symptome abklangen, wurde mir klar, daß das Junior College und ich nicht füreinander geschaffen waren. Alles was ich darüber gehört hatte, hatte mich zu der Annahme verführt, daß es mir auf dem College besser gefallen würde als auf der High School, und ich glaubte das nur zu gern. Aber ich war einem Irrtum aufgesessen. Das College war genauso schlimm, wenn nicht noch schlimmer, denn es war viel schwieriger. Auch dort wurde man gezwungen, an bescheuerten Kursen teilzunehmen, die man eigentlich gar nicht belegen wollte und die völlig belanglos für das Leben in der wirklichen Welt waren, ja selbst für das Haupt- oder Nebenfach des Studenten (in meinem Fall Sport und Jura) keine Rolle spielten. Noch mehr belastete mich aber die Frage, was dieser ganze Quatsch eigentlich mit Rock'n Roll zu tun hatte. Null, absolut nichts. Hatte ich all meine Träume begraben, um mir meinen Lebensunterhalt mit etwas anderem als Musik zu verdienen? Wollte ich wirklich Sportler werden? Und später Rechtsanwalt? Es ging einfach nicht. Es widerstrebte mir total. Jeder Tag auf dem College brachte mir das zu Bewußtsein. Es war dumm von mir gewesen, zu glauben, ich könnte damit zurechtkommen. Als Jim noch lebte, hatte ich immer etwas, auf das ich mich freuen konnte. Ich wußte, wo mein Platz war und hatte das Gefühl, auf niemand anderen angewiesen zu sein. Jetzt hatte ich eher den Eindruck, daß niemand anderes auf mich angewiesen war. Ich war frustriert, weil ich das Gefühl hatte, in der Falle zu sitzen. Ich gab mir alle Mühe, mich von den anderen fernzuhalten und den Rest der Welt zu ignorieren. Ich versuchte zu tun, was man von mir verlangte, aber alles wurde nur noch schlimmer. Die Zukunft sah trübe aus. Die Vergangenheit bedrückte mich.

Die Gegenwart war unerträglich. Je niedergeschlagener ich war, desto zufriedener wurde Dad. Er sah nur, daß ich zu Hause wohnte, zur Schule ging und auf bestem Weg war, Profi-Baseball-Spieler zu werden.

Eines Abends, als ich im ‚Whisky' mit einer Horde Rock'n Roll-Fans die gute alte Zeit wieder aufleben ließ, verteilte Doreen, eine Redakteurin des Scene Magazine, mehrere kalkweiße Tabletten. Ich spülte eine davon mit einem Tequila Sunrise runter und soff mir einen Fünf-Sterne-Rausch an, der alles in den Schatten stellte, das ich bisher in meiner Säufer-Karriere erlebt hatte. Tags darauf rief ich Doreen an, um mehr über die Tablette zu erfahren, die sie mir gegeben hatte. Die Dinger hießen Quaalude. Ich hatte noch nie davon gehört. Wie aufregend, an der vordersten Front der Arzneimittelforschung zu stehen.

‚Und wie kommt man an das Zeug ran?' fragte ich sie." (1, S. 201-203)

In der Folge kommt es bei Sugerman zu einem massiven Drogen- und Alkoholmißbrauch, schließlich wird er heroinsüchtig und leidet unter einer Hepatitis, kann gerade noch mit Hilfe seines Bruder und Vaters gerettet werden. Die Wirkungen der einzelnen Drogen, die Sugerman in Form einer ‚Selbsttherapie' ausprobiert, wird sehr eingehend und drastisch dargestellt, auch die Unmöglichkeit, auf die Dauer den Konsum in vertretbaren Grenzen zu halten. Vor diesem Hintergrund sind kürzlich erschienene Befunde (2) aus den USA interessant, wonach unter Ritalin ein Entzug von harten Drogen bei Betroffenen leichter ist, insgesamt die Prognose also besser, wenn Ritalin eingenommen wird.

Zusammenfassend ist das Buch Sugermans eine eindrucksvoll ehrliche Schilderung eines durch Hyperaktivität geprägten Lebens mit sehr präziser Beschreibung der positiven Wirkung von Ritalin und der letztlich extrem negativen von Drogen. Das Buch ist als Lektüre auch und gerade für betroffene ältere Jugendliche sehr geeignet; in vielen Facetten werden sie eigene Probleme einschließlich der Beschreibung eines gleichfalls betroffenen Elternteils, in diesem Falle des als äußerst impulsiv geschilderten Vaters, dargestellt finden. Ein wichtiger Aspekt ist, daß die Lust auf den Konsum harter Drogen nach der Lektüre dieses Buches wohl jedem vergangen sein dürfte.

Literatur

1. Sugerman, D.: Wonderland Avenue. Sex & Drugs & Rock'n'Roll. Mein Leben mit Jim Morrison, Ray Manzarek und Iggy Pop. Piper-Verlag, München, Zürich 1993
2. Levin, F.R., Evans, S.M., McDowell, D.M., Kleber, H.D.: Methylphenidate treatment for cocaine abusers with adult attention-deficit/hyperactivity disorder: a pilot study. J. Clin. Psychiatry 59 (1998) 300-305

MCD, MCS, POS, HKS, ADD, ADS, ADHD oder ADHS ?

Einige klärende Worte zu verschiedenen Begriffen für die gleiche Störung

Dr. Johanna Krause, Dr. Klaus-Henning Krause

Für den medizinischen Laien ist verwirrend, wie viele verschiedene Bezeigungen für das Krankheitsbild der Hyperaktivität und Aufmerksamkeitsstörung verwendet werden. Die im Titel erstgenannte Gruppe **MCD** (minimale cerebrale Dysfunktion), **MCS** (minimale cerebrale Störung) sowie der in der Schweiz gebräuchliche Begriff **POS** (psychoorganisches Syndrom) gehen von einer Hirnschädigung aus, die so gering ist, daß sie sich in der Regel dem klinischen Nachweis, auch mit den inzwischen sehr verfeinerten Methoden der Bildgebung in Computer- und Kernspintomographie entzieht. Im Prinzip ist nach dem derzeitigen Wissensstand von einer Stoffwechselstörung im Gehirn auszugehen, nachdem erste Untersuchungen mit Hilfe radioaktiv markierter Substanzen (PET = Positronenemissionsspektroskopie, SPECT = Single-Photon-Emissions-Computertomographie, Messung des CBF = cerebral blood flow (Hirndurchblutung)) im Vergleich zu Normalkollektiven durchaus auffällige Befunde erbrachten; diese sind aber nicht so spezifisch und ausgeprägt, daß die Verfahren derzeit als Mittel zur Diagnosefindung eingesetzt werden können. Vor diesem Hintergrund wäre der Begriff der minimalen cerebralen Dysfunktion also gar nicht falsch - er ist aber aus guten Gründen verlassen worden. Führt er doch beim Laien häufig zur Vorstellung, daß eine strukturelle Schädigung im Gehirn der betroffenen Kinder durch Sauerstoffmangel oder Infektionen vorzugsweise in der Schwangerschaft und um die Geburt herum Ursache der späteren Störungen war; und dies ist angesichts der heute bekannten Fakten nicht richtig. Inzwischen weiß man, daß bei dem ganz überwiegenden Teil der Betroffenen eine genetische Störung vorliegt, so daß die Krankheitszeichen weder mit erworbenen Hirnschäden noch mit Erziehung oder Umwelt etwas zu tun haben. Die Begriffe MCD, MCS und POS sollten somit heute nicht mehr benutzt werden.

Wie steht es nun mit der Bezeichnung **HKS** (hyperkinetisches Syndrom), die in Deutschland von Ärzten immer noch häufig benutzt wird, im übrigen in der Internationalen Klassifikation der Krankheiten (ICD, International Classification of Diseases) der WHO (World Health Organisation, Weltgesundheitsorganisation) durchaus noch gebräuchlich ist. Der Vorteil dieses Begriffes ist, daß er im Umgang mit Krankenkassen, Behörden, Schulen und Kindergärten nachhaltigen Eindruck macht - impliziert er doch die Vorstellung schwerer neurologischer Störungen (in der Neurologie gibt es eine ganze Gruppe von Erkrankungen, die mit Hyperkinesen - überschießenden Bewegungen - einhergehen), der Nachteil ist, daß der Begriff einseitig die Symptome der Hyperaktivität beschreibt und die Aufmerksamkeitsstörung völlig außen vor läßt. Aus diesem Grund wurde in den USA 1987 der Begriff **ADD** (Attention Deficit Disorder) geprägt und verbindlich in das für alle Psychiater maßgebliche DSM (Diagnostic and Statistical Manual of Mental Disorders) aufgenommen. Die große amerikanische Selbsthilfeorganisation übernahm diese Bezeichnung in ihrem Logo (CHADD), in Deutschland wurde entsprechend der Begriff der **ADS** (Aufmerksamkeitsdefizitstörung) benutzt. Vielfach wurde in Deutschland nicht beachtet, daß Disorder nicht mit Syndrom, sondern mit Störung zu übersetzen ist, und so prägte man den Begriff ADS (Aufmerksamkeitsdefizit-Syndrom), was recht griffig und wissenschaftlich klingt, aber falsch ist. Der medizinische Begriff eines Syndroms sollte nämlich nur noch dann verwendet werden, wenn für ein Krankheitsbild mit verschiedenen Symptomen vielfältige Entstehungsmechanismen angeschuldigt werden und keine festen Vorstellungen über die Ursache bestehen. Dies ist aber gerade bei der uns interessierenden Erkrankung nicht mehr der Fall, somit sollte die Bezeichnung Aufmerksamkeitsdefizit-Syndrom nicht mehr verwendet werden.

Generell stellten die amerikanischen Psychiater fest, daß sie mit dem Umschwenken von HKS auf ADD das Kind mit dem Bade ausgeschüttet hatten. Man führte zwar jetzt die Aufmerksamkeitsstörung im Titel, hatte dafür aber die Hyperaktivität komplett vernachlässigt. In der nächsten Auflage des DSM 1994 erfolgte dann prompt die Korrektur. Das Krankheitsbild heißt nun **ADHD** (Attention Deficit/Hyperactivity Disorder), im Deutschen **ADHS** (Aufmerksamkeitsdefizit-/Hyperaktivitätsstörung). In diesem Begriff sind beide möglichen Gruppen von Symptomen vereint, wobei einer möglichen Betonung der einzelnen Komponenten dadurch Rechnung getragen wird, daß drei Untergruppen festgelegt werden, nämlich der Mischtypus, der sowohl Symptome von Aufmerksamkeitsstörung und Hyperaktivität bietet, der vorwiegend unaufmerksame Typus, bei dem die Hyperaktivität kaum oder gar nicht vorhanden ist, und der vorwiegend hyperaktiv-impulsive Typus, bei dem die Aufmerksamkeitsstörung im Hintergrund steht. Mit dieser Einteilung ist es gelungen, (fast) alle Facetten des Krankheitsbildes unter dem Oberbegriff der ADHD bzw. ADHS zu erfassen, wobei wir die Anregung geben möchten, eine weitere Untergruppe, nämlich den unaufmerksam-impulsiven Typus ohne Hyperaktivität in die nächste DSM-Klassifikation aufzunehmen.

Der neue Begriff der ADHD wird im übrigen inzwischen auch von der amerikanischen CHADD-Vereinigung favorisiert, wie der Antwort der Präsidentin der Organisation, Mary Robertson, auf eine entsprechende Frage im Mitteilungsblatt Inside Chadd von Juli/August 1998 zu entnehmen ist:

As many of us with an Attentional Disorder have come to realize, the „official" names applied to this condition undergo periodic changes. Indeed, the term ADD itself has only been in use since 1980. The term "AD/HD" is the current official terminology designated by the Diagnostic Statistical Manual IV (DSM IV), a publication of the American Psychiatric Association. This term includes three types of the disorder: AD/HD - Predominantly Inattentive Type (AD/HD-I); Predominantly Hyperactive-Impulsivity Type (AD/HD-HI) and AD/HD - Combined Type (AD/HD-C). Thus, individuals with attention problems in the absence of high levels of hyperactivity and impulsivity are included under the term "AD/HD". As the leading national organization serving people with all subtypes of the disorder, we believe it is important to use terminology that is consistent with the language in the latest Diagnostic Statistical Manual. For that reason, and in the interest of consistency, we will now refer to the disorder as „AD/HD" in all CH.A.D.D. publications and other communications we originate. We'll be publishing on the subject in the Fall issue of ATTENTION! Magazine. In the meantime, I hope this is responsive to your question about why CH.A.D.D. no longer uses the term „ADD".

Um die internationale Sprachverwirrung zu beenden, können wir somit nur empfehlen, derzeit auch in Deutschland einheitlich den Begriff der Aufmerksamkeitsdefizit-Hyperaktivitätsstörung, wie er in der deutschen Ausgabe des DSM von 1996 festgeschrieben wurde, zu verwenden.

Aufmerksamkeitsdefizit-/Hyperaktivitätsstörung

Ein weithin verkanntes Störungsbild bei Kindern, Jugendlichen und Erwachsenen

Dr. Wolfgang Droll, Berlin

Vom Zappelphilipp zum ADHD des Erwachsenen

Der englische Kinderarzt STILL beschrieb 1902 im LANCET ein Störungsbild bei Kindern, meist Jungen, das sich zusammensetzte aus Störungen der Aufmerksamkeit, Überaktivität und Unfähigkeit zu diszipliniertem Verhalten, wobei diese Verhaltensschwierigkeiten bereits vor dem 8. Lebensjahr auffielen. Als Ursache der Störungen wurde ausdrücklich eine angeborene Konstitution und nicht schlechte Erziehung oder ungünstige Umweltbedingungen angesehen.

Fallbericht 1

Thomas, 12 Jahre, hat sein 6. Schuljahr mit guten Noten und akzeptablem Verhalten in der Schule begonnen. Wie bereits in den vorausgehenden Jahren verschlechtert er sich im Verlauf des Schuljahres erheblich und verhält sich auch im Unterricht immer störender. In der Vergangenheit verdankte er seine Versetzung wiederholt nur dem Wohlwollen seines Lehrers, der hinter den schlechten Leistungen doch eine überdurchschnittliche Begabung erkannte.

Thomas ist im Unterricht unruhig, konzentriert sich kaum auf die Arbeit, redet viel, stört häufig und muß wiederholt aus dem Klassenzimmer zur Schulsekretärin geschickt werden. Seine Versetzung ist aufgrund des sehr schlechten Halbjahreszeugnisses jetzt kaum noch wahrscheinlich.

Schon mit 5 Jahren gab es zwischen Thomas und seinen Eltern häufig Streit und Diskussionen über Selbstverständlichkeiten, ob z.B. die Zähne geputzt werden müssen. Es fiel auf, daß er gerne andere Kinder ärgerte und nicht einsah, daß er aus diesem Grund immer weniger von ihnen nach Hause eingeladen wurde. Bei kleinen, teilweise unabsichtlichen Rempeleien anderer, schlug er meist unangemessen heftig zurück und reagierte gegenüber Ermahnungen des Lehrers und der Eltern uneinsichtig und bockig.

Die Eltern haben eine über 2 Jahre dauernde Erziehungsberatung jetzt abgebrochen, weil sie keinen wesentlichen Erfolg für den Jungen und sich sehen konnten trotz erheblichem Zeitaufwand für diese Maßnahme. Thomas war in den letzten Monaten nur noch mit Mühe zum Mitkommen zu bewegen und ist in den letzten Wochen nicht mehr zu den Einzelstunden gegangen.

Die Eltern machen sich jetzt große Sorgen, wie es mit dem Jungen weitergehen soll.

Der Prager Psychiater A. PICK beschrieb 1904 unter Bezug auf den Zappelphilipp im Buch »Der Struwwelpeter« des Kollegen HOFFMANN ein »psychomotorisches Syndrom«, das einer gezielten Therapie bedürfe.

Nach der großen Grippe-Epidemie 1918-19 mit weltweit über 20 Mio. Toten hatte ein Teil der von Encephalitis Betroffenen in der Folgezeit ein Parkinson-Syndrom entwickelt, eine andere Gruppe entwickelte nach der Encephalitis Zeichen einer fehlenden Hemmungsflinktion und weitere Funktionsstörungen, so daß dieses Syndrom dem von STILL beschriebenen Bild glich. Man nahm deshalb - im Gegensatz zu STILL - generell eine Hirnschädigung als Ursache dieses Störungskomplexes an. Eine weitere Patientengruppe entwickelte als Folge der Grippe-Encephalitis eine Narkolepsie. Diese wurde in den 30er Jahren erfolgreich mit Benzedrin behandelt, wobei neben der Narkolepsie auch Stimmung, Verhalten und kognitive Leistungen sich erheblich verbesserten. Der Arzt CH. BRADLEY setzte deshalb auch bei einer Gruppe pädagogisch kaum beeinflußbarer Kinder mit dem von STILL beschriebenen hypermotorischen Störungsbild unter dem Konzept einer Hirnschädigung das Benzedrin ein und veröffentlichte den Bericht über die rasche und bei den meisten Kindern sehr günstige Wirkung 1937 im AMERICAN JOURNAL OF PSYCHIATRY. Eine wesentliche Verbreitung fand dieses Behandlungskonzept aber nicht.

In den 50er und 60er Jahren erkannte man zunehmend, daß bei den meisten hyperaktiven Kindern eine wesentliche Hirnschädigung nicht belegt werden konnte, so daß man das Hirnschaden-Konzept über die Konzepte des »Minimal Brain Damage« und schließlich des »Minimal Brain Dysfunction« verließ, um wieder bei dem Konzept von STILL einer überwiegend angeborenen, relativ umweltunabhängigen Konstitution anzugelangen.

In den späten 70er Jahren stellte Frau V. DOUGLAS aus Kanada das Aufmerksamkeitsdefizit bei diesen Kindern so überzeugend als Basisstörung gegenüber der davon abgeleiteten Hyperaktivität dar, daß die American Psychiatric Association in ihrem Manual DSM III den Begriff »Attention Deficit Disorder« - ADD - (Aufmerksamkeitsdefizitstörung einführte, um schließlich in dem jetzt gültigen DSM IV mit der Bezeichnung »Attention Deficit Hyperactivity Disorder« - ADHD - und Definition von Untergruppen das Aufmerksamkeitsdefizit und die Hyperaktivität/Impulsivität gleichermaßen zu berücksichtigen.

In den 90er Jahren entwickelte insbesondere R.A. BARKLEY das Konzept einer angeborenen Entwicklungsstörung des cerebralen Hemmungssystems als basales Defizit, welches teils primär, teils sekundär die vielfältige Symptomatik bedingt und lebenslänglich, wenn auch in abnehmendem Ausmaß, bestehen bleibt.

ADHD im Erwachsenenalter

In Vorwegnahme dieses Konzeptes stellten ANDERSON und PLYMATE bereits 1962 fest, daß ehemals hyperaktive Kinder im Erwachsenenalter bei aller Verschiedenheit bleibende charakteristische Merkmale zeigen:

- Zeichen der Unreife
- emotionale Impulsivität
- niedrige Frustrations- und Streßtoleranz
- schlechte interpersonelle Beziehungen
- Schwierigkeiten, mit plötzlichen Veränderungen oder mangelnder Struktur im Umfeld umzugehen
- Neigung zu Wutanfällen, unangemessenen Befürchtungen, Panikattacken oder extremen ‚Katastrophenreaktionen' (manchmal nicht von psychotischen Episoden zu unterscheiden).

Fallbericht 2

Paul, 42, ist Redakteur bei einer Illustrierten. Eigentlich hätte er bei seinen Fähigkeiten schon Ressortleiter werden können, aber man traut ihm die mit dieser Funktion verbundene Organisationsleistung nicht zu. Immer wieder liefert er seine durchaus brillanten Artikel erst nach mehrmaliger Aufforderung »auf den letzten Drücker« ab, sein Schreibtisch ist eine Ansammlung von gemischten Stapeln unerledigter Zuschriften, nicht fertiggestellter Konzepte usw.

Im Gespräch ist er sehr anregend und auch selbst leicht für etwas zu begeistern, gleichzeitig fällt aber auch auf, daß er leicht abschweift, den Faden verliert, manchmal abrupte Gedankensprünge macht und ungeduldig reagiert, wenn ihm sein Gesprächspartner dann nicht folgen kann.

Wenn ihm etwas quer kommt, etwas nicht nach seinen Vorstellungen läuft, neigt er zu heftigen Reaktionen, seine Launen und seine Neigung zu unüberlegten Entscheidungen unter Streß sind gefürchtet.

Eine Neigung zu Unruhe und Hitzköpfigkeit hatte Paul schon in seiner Kinder- und Schulzeit. Nach der Grundschule mit durchaus akzeptablen Leistungen reichten seine Noten trotz des ihm bescheinigten ‚hellen Kopfes' häufig gerade noch zur Versetzung. Nach Abgang aus dem Gymnasium vor der 12. Klasse und einem Jahr ‚jobben' in einer Druckerei hatte er erst im 2. Anlauf sein Abitur geschafft. Ein begonnenes Studium der Publizistik schloß er nicht ab, erhielt aber wegen seiner Fähigkeiten, die er als Volontär in der Redaktion gezeigt hafte, trotzdem seine jetzige Anstellung.

Seit längerem fühlt Paul sich in einer Sackgasse, ist unzufrieden mit sich, an manchen Tagen ist er sogar sehr depressiv. Oft träumt er davon, in einem anderen Land etwas völlig anderes zu machen. Nach einer halben Flasche Wein abends geht es ihm meist wieder besser, davon abhängig fühlt er sich aber nicht.

Seine langjährige Partnerin hat ihn vor einem Jahr - angeblich wegen seiner Unzuverlässigkeit, seiner Launenhaftigkeit und Hektik - verlassen; er hat es nie verstanden, was sie damit meinte.

In Vergleichsstudien zwischen biologischen Eltern und Adoptiveltern von ADHD-Kindern (MORRISON & STEWART, 1973, CANTWELL, 1975) hatten die biologischen Eltern deutlich häufiger eine psychiatrische Symptomatik wie z.B. Alkoholismus, Soziopathie oder Hysterie. Dies wurde als Bestätigung für die Hypothese der Heridität von ADHD und für das Fortbestehen von Beeinträchtigungen im Erwachsenenalter gewertet.

WENDER et al berichteten 1976 über den erfolgreichen Einsatz des mittlerweile bei hyperaktiven Kindern verwendeten Methylphenidat und Pemoline auch bei Erwachsenen. 1990 stellten ZAMETKIN et al im NEW ENGL. J. OF MED. dar, daß bei Erwachsenen, die in ihrer Kindheit als hyperaktiv diagnostiziert worden waren, eine von »normgesteuerten« erwachsenen Probanden abweichende Verteilung der Hirnstoffwechselaktivität gefunden werden kann.

Das Störungsbild

Die Aufmerksamkeitsdefizit-/Hyperaktivitätsstörung wird im internationalen Schrifttum als Attention Deficit Hyperactivity Disorder (ADHD) bezeichnet. Teilweise wird auch die kürzere Bezeichnung Attention Deficit Disorder (ADD) verwendet, die aber den gleichen Störungskomplex meint. Man versteht hierunter wesentliche Funktionsbeeinträchtigungen in drei Bereichen:

Aufmerksamkeitsstörung

z.B. leicht ablenkbar, springt von einer Sache zur nächsten, driftete gedanklich ab, kann sich nicht anhaltend auf eine Sache konzentrieren (Ausnahme: ist fasziniert davon!)

Impulsivität

z.B. spricht, handelt und reagiert auf der Basis des ersten Impulses ohne situationsangemessenes Nachdenken oder Abwägen, heftige ‚Gefühlsreaktionen.

Hyperaktivität

z.B. ist unruhig, muß ständig was mit den Händen machen, etwas anfassen, oder sich bewegen

Man kann in diesen drei Hauptstörungen unschwer eine zentrale Steuerungsstörung der kognitiven, emotionalen und psychomotorischen Prozesse erkennen.

Steuerung im Gehirn bedeutet auf neuronaler Ebene Beeinflussung der Erregungsweiterleitung an Synapsen. Bei ADHD vermutet man eine Störung des Gleichgewichts zwischen den relevanten exzitatorischen und inhibitorischen Systemen. Die Folgen für einen Betroffenen können so aussehen:

- es fällt ihm schwer, sich sowohl zu etwas aufzuraffen als auch bis zur Erledigung durchzuhalten
- er schafft es nicht, den Blick hauptsächlich auf das Wesentliche zu lenken
- er kann nur schwer nach einer Unterbrechung wieder am Vorhergehenden anknüpfen
- er hat ein auffällig schwaches Kurzzeitgedächtnis
- er liest ohne zu behalten (muß vieles mehrfach lesen, driftet zwischendurch häufig ab)
- er ist leicht abgelenkt oder schaltet oft ab
- er hat oft Probleme, sich zu entscheiden
- er leidet unter heftigen Stimmungsschwankungen
- er hat nicht selten heftigste ‚Gefühlsausbrüche', die er hinterher als unwesentlich bezeichnet
- er handelt oft unüberlegt aus dem ersten Impuls (Begeisterung oder Ärger) heraus
- er redet häufig dazwischen, unterbricht andere
- er ist hektisch-unruhig und stressig für seine Umgebung

Ein Patient mit ADHD ist oft ein Mensch der Extreme, der Polarisierung. Es besteht außerdem eine hohe Komorbidität für verschiedene psychiatrische Störungen.

Neuroanatomischer und neurochemischer Fokus

Die Neurotransmitter Dopamin und das aus Dopamin als Vorstufe gebildete Noradrenalin haben eine große Bedeutung in der Regulierung der Stimmungslage, beim Lernen/den Gedächtnisfunktionen und über Aktivierung von Belohnungssystemen

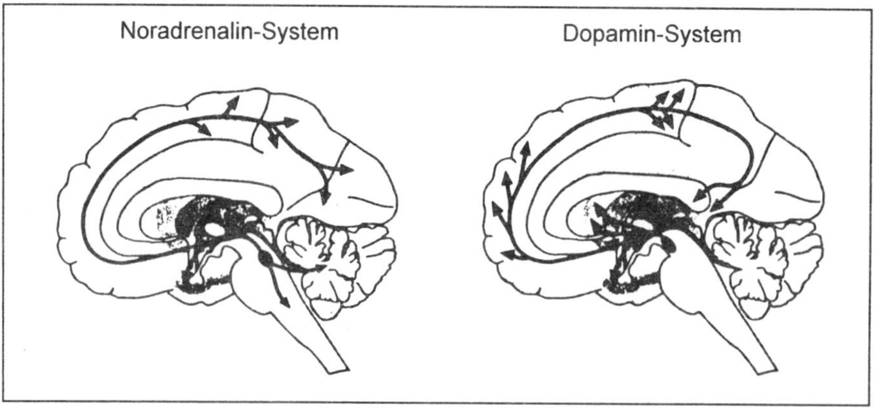

bei der Verhaltenssteuerung (neuromodulatorische Funktion). Substanzen, die die Dopamin- und Noradrenalin-Wirkung verstärken (z.B. Erhöhung der Freisetzung und Hemmung der Rückresorption aus dem synaptischen Spalt) verbessern die Funktionsstörungen bei ADHD in zum Teil erstaunlichem Maße. Wichtige Strukturen sind hierbei besonders das limbische System und die Verbindungen zum Cortex über seine Kemgebiete (z.B. Amygdala, Hippocampus, Nucleus Accumbens).

Diagnostische Begriffe

In der ICD-1O finden wir die hyperkinetischen Störungen in der Gruppe der »Verhaltens- und emotionalen Störungen mit Beginn in der Kindheit und Jugend«:

F 90 Hyperkinetische Störungen ist charakterisiert durch

- frühen Beginn (gewöhnlich in den ersten 5 Jahren)
- Kombination von überaktivem, wenig moduliertem Verhalten mit deutlicher Unaufmerksamkeit und Mangel an Ausdauer bei Aufgabenstellungen
- Situationsunabhängige und zeitstabile Verlaufscharakteristika

Da die Verlaufsprognose für das Adoleszenten- und Erwachsenenalter stark davon beeinflußt wird, ob Aggressivität, Delinquenz oder dissoziales Verhalten begleitend vorhanden sind oder nicht, wird folgende diagnostische Untergliederung vorgenommen:

F 90.0 Einfache Aktivitäts- und Aufmerksamkeitsstörung

F 90.1 Hyperkinetische Störung des Sozialverhaltens

Bei dieser Definition der WHO sehen viele Experten die Gefahr, daß bei betroffenen Kindern/Erwachsenen, die eine Aufmerksamkeitsstörung ohne Hyperaktivität haben, nicht die Relevanz ihrer Beeinträchtigung anerkannt wird und daß sie nicht die Chance einer hilfreichen Behandlung erhalten, welche sich an den gleichen Prinzipien wie die Behandlung der Aufmerksamkeitsstörung mit Hyperaktivität orientiert. Die Einteilung des DSM IV nach vorwiegender Aufmerksamkeitsstörung, überwiegender Hyperaktivität oder Mischtyp von beiden und separater Verschlüsselung der Störung des Sozialverhaltens erscheint für die Praxis sinnvoller.

Epidemiologie

Eine Reihe von Untersuchungen hat die Unabhängigkeit des Auftretens dieser Störung von kulturellen Bedingungen belegt. Die Häufigkeit liegt im Mittel aller Studien bei ca. 5 % im Kindes- und Jugendalter, wobei unter Betonung des Hyperaktivitätskriteriums deutlich mehr Jungen als Mädchen betroffen erscheinen. Man kann davon ausgehen, daß mindestens ein Drittel der betroffenen Kinder auch im Erwachsenenalter noch wesentliche Beeinträchtigungen durch ihr Störungsbild hat.

Praktischer Diagnoseablauf bei Erwachsenen

Alle Experten betonen die überragende Bedeutung der qualifizierten Anamneseerhebung bei ADHD, da die typischen funktionellen Auswirkungen sich wie ein roter Faden, wie eine Leitmelodie durch das Leben eines ADHD-Menschen ziehen und die Erfassung dieses typischen biographischen Musters ein Hauptbaustein der Diagnose darstellt. Die direkte Beobachtung der Aufmerksamkeitsstörung, Impulsivität und Hyperaktivität ist häufig nicht möglich, da die artifizielle Untersuchungssituation so aktivierend wirkt, daß bei den Betroffenen für den Untersuchungszeitraum die Steuerungsfunktionen ausreichend funktionieren.

Wichtig ist die Erhebung einer qualifizierten Fremdanamnese von einer Person, die den Patienten lange genug kennt, um Fragen über das durchschnittliche Verhalten in den verschiedenen Anforderungssituationen beantworten zu können.

Eigen- und Fremdanamnese sollen ein Bild über die Funktions- und Steuerungsdynamik in den störungsspezifischen Bereichen geben (Schema 1). Familienanamnestisch muß die Belastung mit ADHD und anderen psychiatrischen Erkrankungen geklärt werden. Dann folgt eine Befragung und Anamneseauswertung zum Problem der Komorbidität (Schema 2,S 31).

Testpsychologie

Man findet häufig ein sehr uneinheitliches Profil in sogenannten Intelligenztests (z.B. HAWIE/ HAWIK) mit Abfall in den Aufgaben, die das Kurzzeitgedächtnis/den Arbeitsspeicher beanspruchen.

Die Teste der Daueraufmerksamkeit sind häufiger nicht sehr auffällig, weil in der gut strukturierten Testsituation die Konzentrationsfähigkeit im Gegensatz zum unruhigen Klassenzimmer/Arbeitsplatz ausreicht. Alle Experten betonen, daß testpsychologische Ergebnisse wichtig zur Erfassung weiterer Be-

ADHD Erwachsene

Gibt es Funktionsbeeinträchtigungen in folgenden Bereichen?

- Selbstorganisation und Aktivierung für die Arbeit
- Anhaltende Aufmerksamkeit und Konzentration
- Aufrechterhaltung von Energie und Einsatz
- Bewältigung von Gefühlseinflüssen
- Nutzung des Kurz- und Langzeitgedächtnisses

Schema 1

einträchtigungen (Teilleistungsstörungen) sind, bezüglich der ADHD-Diagnose aber nie beweisend oder widerlegend sein können.

Eine intellektuelle Beeinträchtigung bis zur leichten geistigen Behinderung schließt im Gegensatz zur Feststellung einer mittelschweren bis schweren geistigen Behinderung die Diagnose nicht aus.

ADHD Erwachsene

Besteht eine Komorbidität für folgende Störungen?

- Angststörungen
- Zwangsstörung
- affektive Störung
- Abhängigkeitserkrankung
- Impulskontrollstörung
- Posttraumatische Belastungsstörung
- Eßstörung
- Schlafstörung
- Tourette-Syndrom
- Persönlichkeitsstörung
- Teilleistungsstörung

Schema 2

Neurophysiologische Untersuchungen

Das Ruhe-EEG zeigt bei quantitativer Auswertung einen erhöhten Theta-Anteil. Bei Berücksichtigung der Musterbildung durch einen erfahrenen visuellen Auswerter kann die Aussagekraft des Ruhe-EEGs (Dynamik der Vigilanzregulierung) erhöht werden. Wichtig ist die Beurteilung bezüglich Hinweisen auf erhöhte neuronale Erregbarkeit/Anfallsbereitschaft. Die Untersuchung der evozierten/ereigniskorrelierten Potentiale ist zur Diagnosefindung/-bestätigung nicht erforderlich.

Weitere Untersuchungen

Bei entsprechenden Hinweisen muß eine Hyperthyreose, eine chronische Intoxikation oder ein chronisches hirnorganisches Syndrom (außerhalb der Diagnosendefinition) ausgeschlossen werden.

Behandlungsgrundsätze

Die Behandlung von deutlich beeinträchtigten ADHD-Erwachsenen stellt wegen der Komplexität des Störungsbildes und der häufigen Zusatzerkrankungen i.S. der Komorbidität hohe Anforderungen an den Behandler, denen er nur durch umfangreiches Wissen und Erfahrung im Umgang mit den betroffenen Menschen gerecht werden kann.

Basis ist dabei die Orientierung an den Ressourcen des Patienten und nicht an seinen Defiziten. Der direkte wertschätzende und positiv leitende Kontakt ist der Schlüssel für die Aktivierung des Patienten und Akzeptanz der Interventionen. Wesentliche Behandlungsziele sind:

- Änderung verzerrter Wahmehmungs-, Einstellungs- und Denkstrukturen
- Training eines effizienten Self-Managements im Alltagsleben
- Training wirksamer Strategien für spezifische Streß- /Krisensituationen

Die begleitende medikamentöse Therapie mit Stimulantien (z.B. Methylphenidat, Pemolin) oder Trizyklika (z.B. Desipramin) kann zumindest für eine gewisse Zeitspanne unverzichtbarer Bestandteil des Gesamtkonzeptes sein.

Der Artikel beruht u.a. auf den Vorträgen der 2nd European Canference far Health and Educatian Prafessianals an Attentian-Deficit/Hyeractivity Disarder, ADHD 98, vom 6.-9. April 98 in der Universität van Cambridge.

(Literatur beim Verfasser)

Anmerkung:
Dieser Aufsatz ist erstmals erschienen in der Fachzeitschrift „NeuroTransmitter", Ausgabe 34/98. Der Abdruck in diesem Fachbuch erfolgt mit Erlaubnis des Autors!

Das hyperkinetische Syndrom (Aufmerksamkeitsdefizit/Hyperaktivitätsstörung) des Erwachsenenalters

K.-H.Krause[1] J.Krause[2] G.-E.Trott[3]

[1]Friedrich-Baur-Institut bei der Medizinischen Klinik Innenstadt und der Neurologischen Klinik der Ludwig-Maximilians-Universität München

[2]Praxis für Psychiatrie und Psychotherapie, Ottobrunn bei München

[3]Klinik und Poliklinik für Kinder- und Jugendpsychiatrie der Johannes-Gutenberg-Universität Mainz (inzwischen Privatpraxis in Aschaffenburg)

Zusammenfassung

Das Krankheitsbild des hyperkinetischen Syndroms (HKS) oder der Aufmerksamkeitsdefizit-/Hyperaktivitätsstörung beim Erwachsenen ist im deutschsprachigen Raum wenig bekannt. Es ist davon auszugehen, daß etwa ein Drittel der betroffenen Kinder Symptome auch im Erwachsenenalter zeigt. Beim Mischtypus finden sich sowohl Konzentrationsprobleme als auch motorische Unruhe und Impulsivität, deutliche Betonung der einen (vorwiegend unaufmerksamer Typus) oder anderen (vorwiegend hyperaktiv-impulsiver Typus) Symptomengruppe ist möglich. Die retrospektive Diagnose eines HKS im Kindesalter kann schwierig sein. Desorganisation im beruflichen und privaten Bereich, emotionale Störungen und Streßintoleranz sind bei Erwachsenen mit HKS häufig, Symptome von oft mit dem HKS vergesellschafteten Teilleistungsstörungen wie Lese- und Rechtschreibschwäche, Dysgraphie und Dyskalkuhe können persistieren. Differentialdiagnostisch sind v.a. affektive Störungen, Angststörungen und dissoziale Entwicklungsstörungen abzugrenzen, wobei eine Komorbidität des HKS mit diesen Krankheitsbildern vorkommen kann. Ätiologisch ist eine genetische Ursache wahrscheinlich. Pathogenetisch ergeben sich Hinweise auf eine komplexe Dysregulation verschiedener Neurotransmitter. Therapeutisch können Pemolin und Methylphenidat, außerdem trizyklische Antidepressiva oder Betarezeptorenblocker eingesetzt werden; günstige Effekte sind wahrscheinlich für Moclobemid, Bupropion, Fluoxetin und Venlafaxin.

Schlüsselwörter

Hyperkinetisches Syndrom beim Erwachsenen ♦ Aufmerksamkeitsdefizit-/Hyperaktivitätsstörung ♦ Methylphenidat ♦ Pemolin

Das hyperkinetische Syndrom (HKS) gilt in Deutschland immer noch als eine reine Erkrankung des Kindes- und Jugendalters; im Stichwortverzeichnis der deutschen Ausgabe der ICD-10 (Stand Oktober 1995) ist diese Diagnose dementsprechend Kindheit und Adoleszenz vorbehalten [22]. Obwohl Schmidt et al. bereits 1988 in einer Fallstudie den positiven Effekt der Behandlung mit Psychostimulanzien bei einem Erwachsenen mit Aufmerksamkeitsdefizit beschrieben [80], ist die Indikation für die medikamentöse Therapie der ersten Wahl mit Methylphenidat in Deutschland nach wie vor offiziell auf das Kindes- und Jugendalter begrenzt. Im amerikanischen Sprachraum findet sich dagegen seit einigen Jahren eine Berücksichtigung des Krankheitsbildes auch im Erwachsenenalter [64,82,89], 1994 widmete das Magazin *Time* diesem Syndrom eine Titelgeschichte und stellte als wahrscheinlich betroffene Erwachsene unter anderem Benjamin Franklin,Winston Churchill, Albert Einstein und Bill Glinton heraus [96]. Wender publizierte 1995 eine Monographie über das HKS im Erwachsenenalter [108]. Zunehmend erscheinen auch Ratgeber speziell für Erwachsene in englischer Sprache [40,41, 49, 88, 104), während die deutschsprachigen Ratgeber zum HKS die Persistenz ins Erwachsenenalter bislang eher am Rande erwähnen [24, 50, 109]. Bei Kenntnis der für dieses Krankheitsbild typischen Symptomkombinationen müßte in der täglichen Praxis des Nervenarztes sicherlich bei einer Reihe von Patienten, deren Auffälligkeiten ausschließlich als reine Angststörung oder als impulsive, dissoziale, hysterische exzentrische, aber auch als depressive Persönlichkeitsstörung etikettiert werden, zumindest zusätzlich die Diagnose eines bis ins Erwachsenenalter persistierenden HKS gestellt werden. Diese Diagnosestellung ist deshalb so eminent wichtig, weil es effiziente medikamentöse Behandlungsmöglichkeiten gibt, die den Betroffenen erstmals eine befriedigende Lebensführung ermöglichen. In der neurologischen Praxis erscheinen solche Patienten am ehesten wegen ihrer häufig mit dem HKS einhergehenden Teilleistungsstörungen wie Dysgraphie und Dyslexie sowie Tics. Es ist durchaus typisch, daß ein Patient in die Sprechstunde kommt, bei dem anamnestisch eindeutige Hinweise auf ein HKS im Kindesalter bestehen, bei dem aber wegen fehlenden Wissens bei Kinderarzt, Hausarzt und sozialem Umfeld bisher die Diagnose nicht gestellt qnd eine Behandlung versäumt wurde [74].

Nomenklatur

Während früher eine Gleichsetzung des HKS mit minimaler zerebraler Dysfunktion (MCD) oder sonstigen Hirnfunktionsstörungen erfolgte, wurde 1978 in der ICD-9 [127] bzw. 1980 dem Diagnostic and Statistical Manual of Mental Disorders (DSM-III) [2] das HKS als eigenständiges Krankheitsbild abgegrenzt. In der ICD-9 wird der im deutschen Sprachraum auch heute noch gebräuchliche Begriff des hyperkinetischen Syndroms des Kindesalters mit Störung von Aufmerksamkeit und Konzentration (314.0) eingeführt, möglicherweise verbunden mit Entwicklungsrückstand (314.1) oder Störung des Sozialverhaltens (314.2) [127]. Das DSM-III [2] benutzt den Begriff Attention Deficit Disorder (ADD), wobei eine häufige Kombination mit Hyperaktivität vorliege (ADD-H), die aber nicht obligat für die Diagnose sei. Während in der ICD-9 das HKS als reine Erkrankung des Kindesalters beschrieben wurde, führte das DSM-III ein Persistieren von Symptomen bis ins Erwachsenenalter als spezielle Kategorie auf und bezeichnete dies als ADD Residual Type. In der revidierten Version (DSM-III-R) von 1987 wurde die Unterscheidung in ADD und ADD-H fallengelassen, da Aufmerksamkeitsstörungen in der Regel mit Hyperaktivität vergesellschaftet seien, und der Begriff ADHD (Attention Deficit Hyperactivity Disorder) eingeführt [3]. Bezüglich der Manifestation bei Erwachsenen wird im DSM-III-R wie im DSM-III festgehalten, daß die Diagnose eines ADHD im Erwachsenenalter dann zu stellen ist, wenn Symptome nach Kindheit und Adoleszenz persistieren, ohne daß auf spezifische Symptome im Erwachsenenalter eingegangen wird. Das DSM-IV [4, 5] übernimmt nicht mehr dieses Konzept mit obligater Hyperaktivität bei Aufmerksamkeitsstörungen, sondern differenziert bei der Attention Deficit/Hyperactivity Disorder 3 Untergruppen:

- Aufmerksamkeitsdefizit-/Hyperaktivitätsstörung, Mischtypus: Dieser Typ liegt vor, wenn jeweils mindestens 6 von 9 Symptomen der Aufmerksamkeitsstörung und der Hyperaktivität/Impulsivität über mindestens *6* Monate persistieren. Ausdrücklich wird im DSM-IV vermerkt, daß nicht bekannt ist, ob diese Kriterien auch im Erwachsenenalter gelten.
- Aufmerksamkeitsdefizit-/Hyperaktivitätsstörung, vorwiegend unaufmerksamer Typus: Mindestens 6 Symptome des Aufmerksamkeitsdefizits, aber weniger als 6 der Hyperaktivität/Impulsivität haben mindestens 6 Monate bestanden.
- Aufmerksamkeitsdefizit-/Hyperaktivitätsstörung, vorwiegend hyperaktiv-impulsiver Typus: umgekehrte Verteilung im Vergleich zu 2.

Spezielle Weiterungen bezüglich des Vorliegens im Erwachsenenalter werden im Vergleich zum DSM-III-R nicht gemacht; als spezieller Codierhinweis wird ausgeführt, daß Personen, besonders Jugendliche und Erwachsene, die zum gegenwärtigen Zeitpunkt Symptome zeigen, aber nicht mehr alle Kriterien erfüllen, mit „Teilremittiert" spezifiziert werden [5]. Entsprechend dem DSM rückt die ICD-10 von 1990 von der Eingrenzung der Diagnose auf das Kindesalter ab und beschreibt unter F 90 hyperkinetische Störungen mit in Bezug auf das Alter und den Entwicklungsstand nachweisbarer Abnormität von Aufmerksamkeit und Aktivität (F 90.0, entsprechend dem ADHD des DSM-III), evtl. mit Störung des Sozialverhaltens (F 91) kombiniert (F 90.1) [128]. Ein Aufmerksamkeitsdefizitsyndrom ohne

Hyperaktivität wird separat (F 98.8) aufgeführt. In der deutschen Ausgabe der ICD-10 von 1994 werden im systematischen Verzeichnis der Krankheiten die Störungen von F 90 bis F 98 betitelt mit „Verhaltens- und emotionale Störungen mit Beginn in der Kindheit und Jugend" [21]; demnach wird also jetzt auch hier zumindest indirekt eine Persistenz im Erwachsenenalter zugelassen.

Der Syndrombegriff sollte prinzipiell nur noch dann benutzt werden, wenn eine Symptomkonstellation ätiopathogenetisch unklar ist oder vielfältige Entstehungsmechanismen angeschuldigt werden; somit ist in Anbetracht der mittlerweile bekannten Fakten zu Genetik und Ätiologie des Krankheitsbildes zu fragen, ob die in Deutschland noch geläufige Bezeichnung als hyperkinetisches Syndrom nicht zugunsten des auch im DSM-IV verwendeten Begriffs Aufmerksamkeitsdefizit-/Hyperaktivitätsstörung mit den drei erwähnten Untergruppen (ADHS, Typ 1,2 und 3) aufgegeben werden sollte.

Prävalenz

Exakte epidemiologische Untersuchungen über die Prävalenz des HKS im Erwachsenenalter finden sich in der Literatur noch nicht [5]. Da eine Erstmanifestation des Leidens im Erwachsenenalter nicht plausibel ist, kann die Häufigkeit des HKS derzeit nur aus der Zahl der betroffenen Kinder und Jugendlichen, bei denen Symptome über die Pubertät hinaus persistieren, geschätzt werden. Die prinzipielle Problematik bei der Diagnostik des HKS im Kindesalter ist bekannt [97]. Studien, die z. T. deutlich höhere Werte als 10% für die Häufigkeit in diesem Alter zeigten, wurde „overdiagnosis" vorgeworfen [108]. Besonders problematisch ist die Einschätzung der Häufigkeit in Studien, die vor Erstellung der im DSM-III enthaltenen Kriterien durchgeführt wurden, da hier recht unterschiedliche Ansätze benutzt wurden. In seiner sehr differenzierten Beurteilung von 21 epidemiologischen Studien zum HKS im Kindesalter, die zwischen 1958 und 1992 publiziert wurden, kommt Wender [108] zum Schluß, daß die Häufigkeit des HKS bei Kindern zwischen 6 und 10% anzusetzen ist mit deutlicher Bevorzugung (3:1 bis 4:1) des männlichen Geschlechtes. Diese Resultate decken sich weitgehend mit den Angaben bei Trott [97], der allerdings eine noch ausgeprägtere Androtropie fand.

Problematisch ist in vielen Studien eine fehlende Trennung zwischen HKS und sonstigen Verhaltensstörungen (insbesondere einer dissozialen Persönlichkeitsentwicklung), mit denen andererseits Kombinationen möglich sind. Zur Beurteilung der Prävalenz des HKS bei Erwachsenen sind longitudinale Studien heranzuziehen, in denen die Wege der vom HKS betroffenen Kinder bis ins Erwachsenenalter sorgfältig verfolgt werden (s. Abb. 1, S 37); danach ist davon auszugehen, daß mindestens ein Drittel der betroffenen Kinder auch im Erwachsenenalter Symptome des HKS aufweist [45,105,108]. Wender schätzt die Prävalenz des HKS im Erwachsenenalter demgemäß auf 2 bis 6% [108]. Manuzza et al. sahen dagegen eine ins Erwachsenenalter persistierende HKS-Symptomatik nur bei 11% ihrer Patienten [76], aber einen Anteil von 29% für die Entwicklung einer dissozialen Persönlichkeitsstörung und/oder Alkohol- bzw. Drogenabusus, wobei die Rate des Suchtmittelabusus sich aber wie in der Montrealstudie von Weiss [105, 106] nicht von der des Kontrollkollektivs unterschied; ausgehend von diesen Daten schätzt Shaffer die Prävalenz des HKS im Erwachsenenalter nur auf 0,3%, bemerkt dazu aber, daß die von Mannuzza et al. [56] angewandten Kriterien möglicherweise zu restriktiv waren, und betont die Notwendigkeit eingehender groß angelegter epidemiologische Studien zur Prävalenz des HKS bei Erwachsenen in einer unselektierten Population [82].

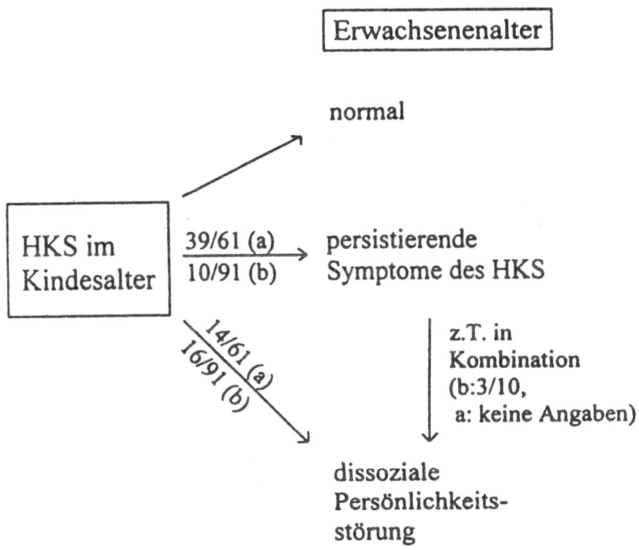

Abb. 1 ▲ **Verlauf des HKS vom Kindes- ins Erwachsenenalter nach der Montreal-Studie [105, 106], markiert mit *a*, und der New York-Studie [56], markiert mit *b* (jeweils Angabe der Betroffenen im Vergleich zum Gesamtkollektiv)**

Symptome

Die Symptome des HKS des Kindes erfahren naturgemäß Modifikationen, wenn sie im Erwachsenenalter persistieren; so wird die Beschreibung der Hyperaktivität eines kleinen Jungen, der ständig auf allen Gegenständen herumklettert, auf den erwachsenen Mann so keinesfalls mehr zutreffen. Generell sind aber die wesentlichen Symptome wie Aufmerksamkeitsstörungen, motorische Störungen, Impulsivität, Desorganisation, Probleme im sozialen Umfeld, Schwierigkeiten in persönlichen Beziehungen, emotionale Störungen und Streßintoleranz auch bei den betroffenen Erwachsenen in irgendeiner Form wiederzufinden.

Aufmerksamkeits- und Konzentrationsstörungen

Die bei Kindern mit HKS beschriebene kurze Aufmerksamkeitsspanne, die sich besonders in der Schule äußerst negativ bemerkbar macht, wird von betroffenen Erwachsenen oftmals nicht spontan angegeben, da viele in Berufe gegangen sind, die eine über längere Zeit erforderliche Aufmerksamkeit nicht zwingend verlangen. Erwachsene, die sich noch in Ausbildung befinden, haben dagegen erhebliche Probleme; so tendieren sie etwa als Studenten dazu, nach kurzer Zeit intensiven Lernens aufzustehen und einige Minuten herumzulaufen, das Anhören längerer Vorträge ist quälend, häufig werden die nicht gleich am Anfang vermittelten Inhalte nur unvollständig erfaßt. Die Lesefaulheit von Erwachsenen mit überdurchschnittlicher Intelligenz und Bildung kann Ausdruck einer persistierenden Teilleistungsstörung in Form einer Legasthenie (s. unten) sein oder läßt auf so starke Konzentrationsstörungen infolge eines HKS schließen, daß selbst das Lesen der Tageszeitung nur als ein Überfliegen der Überschriften erfolgt. Die Beeinträchtigung der Aufmerksamkeit kann zu erheblichen Spannungen innerhalb der persönlichen Beziehungen führen, da es den Betroffenen oftmals nicht möglich ist, ihren Partnern über längere Zeit konzentriert und ruhig zuzuhören, wenn diese über ihre Probleme sprechen möchten; es liegt nahe, daß ein solches Verhalten dann als „Kommunikationsstörung" psychotherapeutisch angegangen, die effiziente medikamentöse Behandlung aber wegen fehlenden Wissens des Therapeuten um dieses Krankheitsbild versäumt wird. Bei Personen, von denen gesagt wird, sie seien ständig mit ihren Gedanken woanders, besteht prinzipiell der Verdacht auf das Vorliegen eines HKS. Anekdotisch wurde kürzlich der Fall einer jungen Mutter mitgeteilt, bei der ein bis dahin nicht diagnostiziertes HKS Unfähigkeit zum Stillen ihres Säuglings bedingte [19]. Ein erhebliches Problem stellt die leichte Ablenkbarkeit für Studenten dar, etwa bei Vorlesungen oder auch bei Arbeiten in der Bibliothek, wo Betroffene oft aus Eigenschutz besonders ruhige, von optischen und akustischen Reizen weitgehend abgeschirmte Ecken aufsuchen. Das Aufmerksamkeitsdefizit kann Probleme bedingen, die als Kurzzeitgedächtnisstörungen interpretiert werden, so daß etwa komplexere Anweisungen schriftlich fixiert werden müssen. Typisch für Betroffene ist zudem häufiges Liegenlassen von Gegenständen wie Schlüsseln, Taschen und Kleidungsstücken und Vergessen der Ausführung von Aufträgen.

Motorische Störungen

Wie eingangs erwähnt, sind motorische Störungen wie Hyperaktivität und Koordinationsprobleme zwar nicht obligat mit dem Aufmerksamkeitsdefizits-Syndrom verbunden - die prinzipielle Etikettierung der Störung im deutschen Sprachraum als HKS ist somit nomenklatorisch problematisch - sie finden sich aber vielen Betroffenen, insbesondere den männlichen. Während die Hyperaktivität bei Kindern („Zappelphilipp") evident ist, äußert sie sich im Erwachsenenalter diskreter. Betroffene fühlen sich unwohl, wenn sie längere Zeit ruhig sitzenbleiben müssen - manche haben geradezu akathisieähnliche Symptome, generell bestehen Probleme, sich zu entspannen. Eine extreme Qual stellt etwa eine durch Krankheit oder Verletzung erzwungene längere Bettlägerigkeit dar, als sehr unangenehm werden Langstreckenflüge empfunden. Viele Betroffene fühlen sich nur dann wohl, wenn sie sich ständig körperlich betätigen; sie gehen nicht langsam spazieren, sondern sind stets schnellen Schrittes unterwegs. Typisch für ein im Erwachsenenalter persistierendes HKS sind nach Wender sich ständig wiederholende Fußbewegungen in hoher Frequenz, entweder als Wippen mit dem Fuß bei übereinandergeschlagenen Beinen oder als ständiges Klappen mit den Füßen auf dem Boden im Sitzen [108]. Gehäuft finden sich auch entsprechende motorische Phänomene an den oberen Extremitäten in Form eines ständigen Trommelns mit den Fingern auf dem Tisch oder wiederholten Handbewegungen. Während bei einem Teil der Kinder mit HKS erhebliche Probleme der Feinmotorik und der Fähigkeit zur Koordination komplexerer Bewegungsabläufe bestehen, die sich bei entsprechenden Testungen objektivieren lassen, sind solche offenkundigen Probleme bei Erwachsenen meist nicht vorhanden, wobei gezielte Testserien zur Evaluierung möglicher Restdefizite bisher nicht durchgeführt wurden [108] - die im Kindesalter anzuwendenden Tests lassen beim Erwachsenen in der Regel keine verwertbaren Aussagen zu. Ein oftmals bleibendes Phänomen ist eine schwer lesbare, unter Zeitdruck zunehmend undeutlicher werdende Schrift; die Dysgraphie kann durch ein rasches Diktat auch in der Untersuchungssituation geprüft werden.

Verhaltensstörungen

Impulsivität

Bei Kindern mit HKS ist häufig das entscheidende Symptom, das zur Diagnosestellung führt, die mangelhafte Selbstkontrolle innerhalb der Kindergartengruppe oder der Schulklasse mit ständigen Störungen des Unterrichts bzw. der Aktivitäten anderer. Ein weiterer Ausdruck dieser Impulsivität sind motorische Aktivitäten ohne vorherige Risikoeinschätzung hinsichtlich möglicher Gefahren, etwa im Straßenverkehr oder bei sportlichen Betätigungen. Auch im Erwachsenenalter werden Entscheidungen oft ohne vorherige differenzierte Überlegungen gefällt. Überdurchschnittlich häufig kündigt der Hyperaktive seine Arbeitsstelle, wechselt die Partnerschaften. Dies mag ein Grund dafür sein, warum relativ viele Patienten mit HKS aus Scheidungsfamilien kommen - sind die Kinder dann ebenfalls von der Störung betroffen, hat dies kausal aber nichts mit der Scheidung der Eltern zu tun, sondern mit der genetischen Fixierung der Erkrankung (s. unten).

Desorganisation

Unordnung und chaotische Organisation im beruflichen wie privaten Bereich ist das Charakteristikum des HKS beim Erwachsenen. Aus dem unaufgeräumten Kinderzimmer des betroffenen Kindes und Jugendlichen wird die chaotische Wohnung, aus dem unordentlichen Schulpult der Schreibtisch mit mehreren Lagen aufeinandergetürmter Papiere und Bücher. Begonnene Arbeiten werden nicht zu Ende gebracht, ständig neue in Angriff genommen. Der Haushalt einer Frau mit HKS ist chaotisch, im Kühlschrank stapeln sich in buntem Durcheinander Speisen, deren Haltbarkeit z.T. längst abgelaufen ist. Die Erledigung der Wäsche stellt sie vor nahezu unlösbare Probleme, die Berge ungewaschener und noch zu bügelnder Wäsche verursachen neben dem sonstigen Chaos eine erhebliche Selbstwertproblematik.

Gestörtes Sozialverhalten

Manche Kinder mit HKS gelten als ausgesprochen verschlossen, widerspenstig, ungehorsam und negativistisch, werden häufig deswegen bestraft. Bei manchen dieser Fälle besteht eine Kombination mit einer Verhaltensstörung im Sinne eines oppositionellen Trotzverhaltens; dies sind dann die Patienten, die später als Jugendliche und Erwachsene gehäuft straffällig werden. Andere Kinder haben die sozialen Probleme aufgrund ihrer HKS-Symptomatik, etwa wenn die ungenügende Erledigung von Hausaufgaben in der Familie und vom Lehrer als bewußt oppositionelles Verhalten gedeutet und bestraft wird. Erwachsenen ist es zwar eher möglich, besondere Konzentration erfordernde Aufgaben zu meiden, aber auch bei ihnen sind aus ihrem impulsiven Verhalten und ihrer Neigung zu Desorganisation resultierende soziale Konflikte oft unvermeidlich. In der prospektiven Studie von Manuzza et al. fand sich bei 16 von 91 der in der Kindheit vom HKS Betroffenen im Erwachsenenalter eine dissoziale Persönlichkeitsstörung [56], bei Weiss [105, 106] bei 14 von 61, wobei möglicherweise zumindest bei einem Teil schon primär die Kombination von HKS und oppositionellem Trotzverhalten vorlag.

Emotionale Störungen

Kinder mit HKS fallen oft durch psychische Labilität, Dysphorie, Exzitationszustände („übermüdet“, nicht euphorisch) und rasche Kontrollverluste auf. Die auffällige Dysphorie, von Wender als „Hypohedonie“ bezeichnet, weist bei den Kindern z.T. durchaus endogen anmutende depressive Züge auf. Das geringe Selbstwertgefühl der Kinder ist sicherlich zum einen Reaktion auf das negative Feedback der Umgebung, andererseits spielt aber auch die depressive Grundverfassung dabei möglicherweise eine erhebliche Rolle; hierfür spricht, daß sich das Selbstwertgefühl durch eine adäquate Medikation gut bessern läßt, weil eine dadurch ermöglichte geordnete Lebensweise zu einer besseren Bewältigung von Routineaufgaben führt. Im Erwachsenenalter besteht eine ähnliche affektive Labilität wie im Kindesalter mit starken Stimmungsschwankungen, z.T. rasch innerhalb kurzer Zeit wechselnd. Öfters wird berichtet, daß mit zunehmendem Alter die Hochgefühle ab- und die Tiefs zunehmen, wobei die Patienten mit HKS im Gegensatz zu denen mit endogener Depression durchaus die Fähigkeit zu kurzdauernder Steigerung der Lebensfreude bei entsprechenden äußeren Anlässen besitzen. Es handelt sich in der Regel um einen Zustand von allgemeiner Unzufriedenheit, Lustlosigkeit und Langeweile. Als Mittel hiergegen suchen v. a. die jungen Erwachsenen mit HKS Erregung durch gefährliche Betätigungen wie gewagtes Motorrad- und Autofahren sowie gefährliche Sportarten, zum Teil auch Drogen- und Alkoholabusus. Die überdurchschnittliche Zahl von schweren Verkehrsunfällen mit von HKS Betroffenen als Verursachern wird so verständlich [108, 134]. Expressive Ausbrüche mit Kontrollverlust persistieren oftmals bis ins Erwachsenenalter und belasten dann die persönlichen Beziehungen erheblich. Der sporadisch auftretende intensive Ärger mit Wutausbrüchen ist unterschiedlich von den konstant vorhandenen entsprechenden Symptomen bei Borderline-Patienten und bei endogenen Depressionen. Die allgemeine muskuläre Anspannung könnte eine von uns beobachtete relative Häufung der Kombination von HKS und Fibromyalgie [51] erklären; da bei beiden Krankheitsbildern Störungen im Serotoninstoffwechsel vermutet werden, erscheint eine Komorbidität durchaus möglich.

Streßintoleranz

Bei Kindern mit HKS fällt eine ausgesprochene Frustrationsintoleranz auf; auch bei Erwachsenen liegt in Belastungssituationen eine schlechte Selbstkontrolle vor, es kommt bei Streß immer wieder zu impulsiven Ausbrüchen mit den hieraus folgenden negativen Konsequenzen im sozialen Umfeld. Eine Minderung der Impulsivität verspüren Betroffene durch Nikotin, das nach neueren Untersuchungen ähnlich am Nucleus accumbens wirkt wie Stimulanzien [68]; es überrascht daher nicht, daß

Rauchen bei Jugendlichen und Erwachsenen mit HKS weit verbreitet ist (23, 67]. Eine positive Wirkung von Nikotin auf die Symptome des HKS wurde kürzlich in einer ersten Doppelblind-Crossover-Studie mit Applikation von Nikotinpflastern belegt [17].

Assoziierte Syndrome

Eine Übersicht über die überdurchschnittlich häufig mit dem HKS assoziierten Syndrome gibt Tabelle 1. Das Zusammentreffen von Teilleistungsstörungen wie

Tabelle 1
Mit dem HKS häufiger assoziierte Syndrome

Assoziiertes Syndrom	Symptome	Literatur
Teilleistungsstörungen	Lese-und Rechtschreibschwäche Dysgraphie Dyskalkulie	[33,36,61,108]
Verhaltensstörungen	oppositionellesTrotzverhalten	[108]
Tourette-Syndrom	Tics Koprolalie	[52,79]
Mißbildungen	Hypertelorismus Hoher Gaumenbogen Tiefer Ohransatz	[5,108]

Lese- und Rechtschreibschwäche, Dysgraphie und Dyskalkulie mit einem HKS erscheint überdurchschnittlich häufig [33, 108], wobei genaue Angaben über die jeweilige Inzidenz nicht vorliegen [36]. Die Häufigkeit von Lernstörungen bei Kindern mit einem HKS wird auf 50 bis 80% geschätzt, Rechtschreib- und Leseschwäche dominieren hierbei [61]. Unklar ist, ob eine Untergruppe existiert, bei der eine gleichartige Hirnstoffwechselstörung beide Störungen verursacht [35]; interessant erscheint in diesem Zusammenhang die Mitteilung von Warren et al. über eine mögliche Repräsentation von HKS und Lesestörung auf dem gleichen Chromosom [103]. Eine weitere Möglichkeit ist, daß die Lernprobleme ausschließlich Ausdruck der Konzentrationsstörung im Rahmen des HKS sind [34, 94]. Im Erwachsenenalter können Reste der Teilleistungsstörungen persistieren, etwa in Form einer generellen Leseunlust und eines langsamem Lesetempos [108]; das Erlernen von Kompensationsmechanismen zur Bewältigung von Teilleistungsstörungen wird möglicherweise durch das gleichzeitig vorhandene HKS deutlich behindert oder sogar fast unmöglich gemacht [20]. Die Probleme im sprachlichen Bereich bedingen bei der Messung des Gesamt-IQ einen in Anbetracht der prinzipiell vorhandenen Fähigkeit zu Abstraktion und analytischem Denken zu niedrigen Wert. Bei der Dyskalkulie können zwar lebenslang Probleme bei einfachen arithmetischen Operationen bestehen bleiben, die höheren mathematischen Abstraktionsleistungen sind aber in der Regel nicht betroffen [108].

Die relativ häufige Kombination mit Störungen im Sinne eines oppositionellen Trotzverhaltens wurde bereits erwähnt; liegt diese Kombination vor, bessern sich die Symptome der zusätzlichen Verhaltensstörung durch Stimulanzien eindeutig schlechter als bei den Patienten, bei denen Symptome des Trotzes nur durch die Grunderkrankung bedingt sind [108].

Die wohl häufigste Komorbidität - bis zu 70% - mit dem HKS weist das Tourette-Syndrom auf [52,79]. Bei Kindern mit HKS wurde umgekehrt eine Häufigkeit von Tics bis zu 30% beschrieben [15]. Fälschlicherweise wurde dabei das Auftreten von Tics öfters als Medikamentennebenwirkung bei primär behandeltem HKS angesehen. Ähnlich wie beim HKS dürften beim Tourette-Syndrom Störungen im Dopaminstoffwechsel eine wesentliche Rolle spielen, wahrscheinlich in Form einer Hypersensitivität für Dopamin im Neostriatum [16].

Geringfügige körperliche Anomalien kommen beim HKS häufiger vor als in der Allgemeinbevölkerung [5, 108].

Diagnostik

Aus dem früher Gesagten ist ersichtlich, daß die Diagnose eines HKS des Erwachsenen leicht verfehlt werden kann, wenn emotionale Probleme wie depressive Grundstimmung, dissoziale Entwicklungsstörungen, Borderline-Züge, Impulsivität, Alkohol- und Drogenabusus im Vordergrund stehen; die Unruhe der Hände und Füße wird möglicherweise übersehen, die früheren schulischen Probleme, bedingt durch die kurze Aufmerksamkeitsspanne, werden anamnestisch nicht herausgearbeitet; ganz wesentlich in diesem Zusammenhang wären die fremdanamnestischen Angaben von Eltern und Lehrern - leider sind die beim Erwachsenen häufig nicht verfügbar. Erste Hinweise können die Betragensnoten in alten Schulzeugnissen sein. Die Diagnose steht auf 2 Säulen: zum einen auf der retrospektiv bestehenden Diagnose eines HKS im Kindesalter, zum anderen auf den vom Patienten aktuell gebotenen Symptomen. Die retrospektive Diagnose eines HKS ohne nennenswerte Hyperaktivität im Kindesalter (ADD im DSM-III, Typ 2 im DSM-IV, F 98.8 im ICD-10) - diese Variante findet sich häufiger bei weiblichen Betroffenen [74] - ist problematisch [13], zumal einige Autoren bei dieser Störung davon ausgehen, daß es sich möglicherweise um ein recht heterogenes Syndrom handelt, bei dem die positive Medikamentenwirkung keineswegs so klar voraussagbar ist, wie bei der Kombination von Aufmerksamkeitsdefizit und Hyperaktivität [108]. Zu fordern ist für die retrospektive Diagnose der Störung im Kindesalter prinzipiell das Vorhandensein von jeweils 6 von 9 Symptomen der Aufmerksamkeitsstörung bzw. der Hyperaktivität/Impulsivität nach DSM-IV [5].

Erste Hinweise kann ein Fragenkatalog geben, der der Mutter des Betroffenen vorgelegt wird oder, falls diese nicht zur Verfügung steht, dem Vater oder einem sonstigen älteren Verwandten, der die Entwicklung in der Kindheit zwischen dem 6. und 10. Lebensjahr beurteilen kann. In Anlehnung an die „Conners Abbreviated Rating Scale“ entwickelte Wender zu diesem Zweck die „Parents Rating Scale“ (s. Tabelle 2) [108].

Tabelle 2

Elternbeurteilungsbogen (in Anlehnung an Parents´ Rating Scale [108]), auszufüllen von der Mutter des Patienten (falls diese nicht zur Verfügung steht, vom Vater); gar nicht=0, etwas=1, deutlich=2, sehr viel=3 (HKS wahrscheinlich bei Gesamt-Score ≥12)

Beurteilen Sie bitte, inwieweit IhreTochter/Ihr Sohn zwischen dem Alter von 6 und 10 Jahren folgende Verhaltensweisen aufwies:

	gar nicht	etwas	deutlich	sehr viel
1. unruhig überaktiv				
2. erreggbar impulsiv				
3. störte andere Kinder				
4. fing etwas an und führte es nicht zu Ende, kurze Auftnerksamkeitsspanne				
5. zappelte dauernd				
6. leicht abgelenkt				
7. Wünsche mußten sofort erfüllt werden, war leicht zu frustrieren				
8. weinte häufig				
9. Stimmung wechselte rasch und extrem				
10. neigte zu Wutausbrüchen und unvorhersagbarem Verhalten				

Eine Erkrankung ist dann höchst wahrscheinlich, wenn ein Score von 12 und mehr erreicht wird. Falls keine Verwandten befragt werden können, ist man auf die Angaben des Patienten selbst bezüglich der Einschätzung im Kindesalter angewiesen. Hierzu wurde die Wender Utah Rating Scale (WURS) entwickelt [102], deren Reliabilität Stein et al. in einer groß angelegten Studie bestätigten [91]. Eine Auflistung der anamnestischen Angaben, die in der Untersuchung von Ward et al. [101]

am deutlichsten von denen eines Kontrollkollektivs abwichen, findet sich in Tabelle 3; einen Gesamtscore von 36 und mehr bei der Beantwortung dieser 25 Fragen wiesen 96% der Patienten mit HKS auf, umgekehrt lagen 96% der Normalpersonen unter diesem Wert [101]. Natürlich sind diese in den USA entwickelten Fragebo-

Tabelle 3
Übersicht über die von Erwachsenen mit HKS retrospektiv am häufigsten geklagten Symptome aus der Wender Utah Rating Scale [102] (jeweils nicht oder ganz gering=O, gering=1, mäßig=2, deutlich=3, stark ausgeprägt=4, HKS anamnestisch wahrscheinlich bei Gesamt-Score ≥36)

Als Kind im Alter zwischen 6 und 10 Jahren war ich (oder hatte ich)

1. Konzentrationsprobleme
2. Ängstlich, besorgt
3. Nervös, zappelich
4. Unaufmerksam, verträumt
5. Rasch wütend, aufbrausend
6. Wutanfälle, Gefühlsuasbrüche
7. Geringes Durchhaltevermögen (abbrechen von Tätigkeiten vor deren Beendigung)
8. Hartnäckig, willensstark
9. Oft traurig, depressiv, unglücklich
10. Ungehorsam, rebellisch, aufsässig
11. Geringes Selbstwertgefühl, niedrige Selbsteinschätzung
12. Leicht zu irritieren
13. Starke Stimmungsschwankungen
14. Häufig ärgerlich
15. Impulsiv (Handeln ohne nachzudenken9
16. Tendenz zu Unreife
17. Häufige Schuld- und Reuegefühle
18. Verlust der Selbstkontrolle
19. Neigung zu unvernünftigen Handeln
20. Probleme mit anderen Kindern (lange keine Freundschaften, schlechtes Auskommen mit anderen Kindern)
21. Unfähigkeit, Dinge vom Standpunkt des Anderen aus zu betrachten
22. Probleme mit Autoritäten (Ärger in der Schule mit den Lehreren, Vorladungen beim Schuldirektor)
23. Insgesamt mäßiger Schüler mit langsamem Lerntempo
24. Probleme mit Zahlen und Rechnen
25. Meine Möglichkeiten nicht ausgeschöpft

gen nicht ohne weiteres auf den deutschen Sprachraum übertragbar; wünschenswert wäre die Entwicklung entsprechender speziell auf deutsche Verhältnisse zugeschnittener Skalen. Für die sichere Diagnose einer Persistenz der Aufmerksam-

keitsdefizit-/Hyperaktivitätsstörung vom Typ 1 und 3 nach DSMIV beim Erwachsenen sind nach Wender [108] bei der aktuellen Untersuchung des Patienten folgende Kriterien zu erfüllen:
Obligat sind:

- Hyperaktivität in Form motorischer Unruhe (Trommeln mit den Fingern, Wippen mit den Füßen). Zu achten ist auf eine Unfähigkeit zur Entspannung, allgemeine Nervosität, Unfähigkeit zu längerer sitzender Tätigkeit.
- Konzentrationsstörungen mit leichter Ablenkbarkeit, Unfähigkeit zu konzentrierten langen Gesprächen oder längerem Lesen und Vergeßlichkeit.

Von den 5 weiteren diagnostischen Kriterien - Affektlabilität, Desorganisation, Gefühlsausbrüchen, emotionaler Überreaktion und Impulsivität - werden zwei gefordert.

Als Ausschlußkriterien sah Wender in seinen Studien Erkrankungen aus dem zyklothymen Formenkreis, Schizophrenie, schizoaffektive Persönlichkeitsstörung und Borderline-Persönlichkeit an [108]. Diese klare Trennung mag bei Therapiestudien durchaus wichtig sein; es ist aber zu bedenken daß gerade mit diesen Krankheitsbildern eine häufige Komorbidität besteht [9,10,84,100]. In dem allerdings kleinen Kollektiv Jugendlicher mit Zyklothymie von West et al. erfüllte über die Hälfte die Kriterien für ein HKS [116]. Bei atypischen Psychosen mit unzureichendem Ansprechen auf die neuroleptische Behandlung ist an das zusätzliche Vorliegen eines HKS mit entsprechenden therapeutischen Konsequenzen zu denken [66]. Eine hohe Komorbidität von HKS und monopolaren Depressionen, Zyklothymie sowie generalisierten Angststörungen fanden auch Milberger et al., die in einer sehr sorgfältig durchgeführten Studie belegen konnten, daß es sich jeweils um eine echte Kombination handelte und nicht um eine Vortäuschung von HKS-Symptomen durch die anderen psychiatrischen Erkrankungen oder umgekehrt [62]. Biederman et al. [10] kommen zu dem Schluß, daß die Komorbidität mit weiteren psychiatrischen Erkrankungen einen erheblichen Risikofaktor für Suchtmittelmißbrauch bei von HKS Betroffenen darstellen dürfte; dies gilt sicher ganz besonders für die Patienten mit dissozialen Entwicklungsstörungen [92].

Differentialdiagnose

Während im Kindesalter differentialdiagnostisch in erster Linie besonders lebhaftes Verhalten als Normvariante, Verhaltensauffälligkeiten aufgrund einer ungünstigen sozialen Entwicklung oder eines gestörten Milieus, oppositionelles Verhalten, geistige Behinderung, organische Hirnschäden, Hör- und Sehstörungen, isolierte Teilleistungsschwächen, Allergien mit der hiermit oft verbundenen motorischen Unruhe, Anfallskrankheiten wie Pyknolepsie, Tic-Erkrankungen wie Gilles-de-la-Tourette-Syndrom (häufige Komorbidität!) sowie Chorea und das Syndrom des fragilen X-Chromosoms vom HKS abzugrenzen sind, sind beim Erwachsenen vor allem affektive Störungen, Angststörungen und Störungen des Sozialverhaltens vom HKS zu trennen; die nicht seltene Komorbidität mit diesen Krankheitsbildern [100] ist hierbei zu beachten. Zu bedenken ist weiterhin, daß Störungen im sozialen Bereich oft auch beim alleinigen Vorliegen eines HKS durch die mangelhafte Selbstkontrolle bedingt sein können. Auf organischer Seite müssen speziell eine hyperthyreote Stoffwechsellage und ein Restless legs-Syndrom ausgeschlossen werden; mögliche posttraumatische und postenzephalitische Störungen sowie raumfordernde zerebrale Prozesse sind ebenso zu bedenken wie Störungen der Schlaf-Wach-Regulation, z.B. Vigilanzstörungen beim Schlaf-Apnoe-Syndrom [52]. Kein HKS ist zu diagnostizieren, wenn die Störungen ausschließlich in Zusammenhang mit der Einnahme von Medikamenten wie Bronchospasmolytika, Isoniazid, Neuroleptika, Benzodiazepinen, Antiepileptika oder Antihistaminika auftreten.

Ätiologie und Pathogenese

Zur Ursache des HKS lassen sich bislang nur bruchstückhafte Aussagen machen. Die bisherigen Untersuchungen, insbesondere die Zwillingsstudien [35, 37, 53, 93,121] legen eine erhebliche genetische Komponente nahe [44]. Eine bei einem großen Kollektiv von über 250 betroffenen Kindern und 800 Familienangehörigen durchgeführte Segregationsanalyse zeigte, daß dem HKS weder multifaktorielle polygene Übertragungsmechanismen noch Umwelt- oder Kultureinflüsse zugrundeliegen, sondern daß die Störung auf einem einzelnen autosomal dominanten Gendefekt zu beruhen scheint [27]. Allerdings ist es bisher noch nicht gelungen, einen definitiven Genlokus zu lokalisieren. Eine mögliche Verbindung wurde zwischen dem Dopamin-Transporter-Gen (DAT 1) und dem Vorliegen eines HKS gefunden [18]. Weiter wurde eine Veränderung am Thyroid-Gen als Ursache postuliert [42]; hierbei kann es sich aber nur um eine kleine genetische Subpopulation handeln, da die Prävalenz des HKS wesentlich höher ist als die einer entsprechenden Störung im Schilddrüsenstoffwechsel [25]. Andere Ergebnisse scheinen auf eine Anomalie am kurzen Arm des Chromosoms 6 sowohl bei der häufig mit dem HKS vergesellschafteten Lesestörung [14] als auch beim HKS hinzudeuten [103]; genetische Untersuchungen von Biederman und Faraone machten aber für Teilleistungsstörungen und HKS unterschiedliche Übertragungsmechanismen wahrscheinlich [8, 28]. Adoptionsstudien [38, 63] zeigten, daß der Einfluß von Erziehung und Umwelt nur gering zu veranschlagen ist.

Bezüglich der neurochemischen Störung, die dem HKS zugrundeliegt, wurde, ausgehend von der bekannten guten pharmakologischen Wirksamkeit der Amphetamine, eine Störung im Katecholaminstoffwechsel postuliert [110]. Alle in der Folge geprüften Modelle wie die Dopaminmangelhypothese, die Noradrenalinhypothese und die Serotoninhypothese, die jeweils nur ein Neurotransmittersystem berücksichtigten, konnten letztlich nicht befriedigen [97]. In den letzten Jahren gewinnt die Monoaminooxidasehypothese des hyperkinetischen Syndroms zunehmend an Bedeutung. Die MAO-Aktivität zeigt normalerweise einen deutlichen Abfall zwischen Kindheit und Adoleszenz [129], der bei hyperkinetischen Kindern nicht zu finden ist [85, 86]. Die Aminosäuren Phenylalanin, Tyrosin, Tryptophan, Histidin und Isoleucin sind im Plasma hyperaktiver Kinder im Vergleich zu Kontrollen erhöht [11]. Bei erwachsenen Patienten ist die MAO-Aktivität in den Thrombozyten bei bestimmten Persönlichkeitsstörungen („sensation-seeking"), hinter denen sich auch ein HKS verbergen kann, erhöht [78]. Dieser Befund wurde bei Kindern mit erhöhter Impulsivität ebenfalls gefunden [95]. Bei Therapieversuchen mit drei verschiedenen MAO-Hemmern zeigte sich für den selektiven MAO-A-Hemmer Clorgyline und den MAO-A- und MAO-B-Hemmer Tranylcypromin bei Kindern mit HKS schnell ein sehr guter Erfolg, während der selektive MAO-B-Hemmer Deprenyl keine wesentlichen Veränderungen der Krankheitssymptome bewirkte [132]. Sowohl d-Amphetamin [107] als auch Methylphenidat haben die Eigenschaft, die MAO-Aktivität zu hemmen, ebenso andere Substanzen wie Desipramin [7] und Imipramin [71], die sich bei der Behandlung des HKS bewährt haben. Hinsichtlich der Auswirkung der vermehrten MAO-Aktivität auf den Hirnstoffwechsel beschrieben Zametkin et al. (1990) in einer PET-Studie eine Verminderung des Glukosemetabolismus bei hyperaktiven Erwachsenen [131]; in einer späteren Arbeit der gleichen Autoren war besonders bemerkenswert eine Reduktion des Glukosemetabolismus im linksseitigen Frontallappen mit signifikanter Korrelation zum Schweregrad der Störung [130]. Matochik et al. fanden bei Erwachsenen mit HKS zwar Veränderungen des Glukosemetabolismus in einigen Hirnarealen durch Methylphenidat, insgesamt waren diese Befunde aber nur sehr diskret [57, 58]; ähnliche Resultate zeigten die PET-Studien unter Dextroamphetamin von Ernst et al. [26]. Bei experimentellen Läsionen des Caudatumkopfes im Tierversuch wurden Hyperaktivität und Gedächtnisdefizite gefunden; eine Hypoperfusion dieser Regionen bei Kindern mit HKS beschrieben Lou et al. bei CBF-Messungen mit der Xenon 133-Inhalationsmethode, wobei sich die Durchblutung nach Gabe von Methylphenidat besserte [54]. In einer SPECT-Studie bei jugendlichen mit HKS fanden sich im Vergleich zu Kontrollen geringere Aktivitäten in der linken Frontal- und Parietalhirnregion, Bezirken, die für die Aufmerksamkeitskontrolle ebenfalls von erheblicher Bedeutung sind [87]. NMR-Studien bei Kindern zeigten eine Verschmächtigung der beiden vorderen Regionen des Corpus callosum [32]. Generell ist nach dem derzeitigen Wissensstand davon auszugehen, daß dem HKS eine komplexe Dysregulation von Neurotransmittern zugrundeliegt, die besonders limbisches System und Frontallappen betrifft und eine inadäquate Reizverarbeitung bedingt [70].

Therapie

Die Therapie des HKS im Erwachsenenalter besteht in einer medikamentösen Behandlung, die begleitet sein sollte von einer eingehenden Aufklärung des Patienten über sein Krankheitsbild sowie von tiefenpsychologisch orientierten psychotherapeutischen Maßnahmen wegen der oft gravierenden Selbstwertproblematik; eine sinnvolle Ergänzung zur medikamentösen Behandlung kann auch Verhaltenstherapie sein, da bei einer pervasiven Störung wie dem HKS die verbesserte Selbstorganisation ein wesentliches Therapieziel darstellt. Die Aufklärung über die Art der Erkrankung ist naturgemäß wesentlich einfacher bei Eltern von betroffenen behandelten Kindern; diese Eltern kommen ja deshalb mit dem Wunsch nach entsprechender Behandlung zum Arzt, weil sie bei sich Parallelen zum Verhalten des Kindes entdeckt haben. In diesem Fall sind den erwachsenen Patienten bereits die Symptome und die Besserung durch die Pharmakotherapie bekannt. Schwieriger gestalten sich Aufklärung und Behandlung bei Patienten ohne entsprechende Erfahrungen in ihrer Familie. Wesentlich erscheinen im Gespräch mit den betroffenen Erwachsenen folgende Punkte:

- Es handelt sich um eine meist vererbte Erkrankung, die mit speziellen Auffälligkeiten im Hirnstoffwechsel einhergeht.
- Durch Medikamente können bei einer großen Zahl von Patienten die Symptome befriedigend behandelt werden.
- Eine alleinige psychotherapeutische Behandlung beseitigt die Symptome nicht.
- Symptome wie affektive Störungen (Stimmungsschwankungen, depressive Grundstimmung) stören v. a. den Patienten selbst - sie sind häufig auch der Grund zur Vorstellung beim Arzt -, andere, wie Aufmerksamkeitsstörungen, belasten die Beziehung zum Partner, die Neigung zur Desorganisation wirkt sich auch im Beruf störend aus, alles mögliche Ursachen für die Vorstellung beim Arzt bzw. Psychotherapeuten.

Oft stimmt der Patient einer medikamentösen Behandlung zunächst nicht zu, da er sich eine Änderung seines Verhaltens durch eine Medikation nicht vorstellen kann. Lehnt der Patient eine medikamentöse Therapie ab, sollte man ihn zunächst psychotherapeutische Maßnahmen wahrnehmen lassen, ihm dann aber - falls sich die geklagten Symptome nicht zufriedenstellend zurückbilden (was wahrscheinlich ist)

- anbieten, sich jederzeit zur probatorischen medikamentösen Behandlung wieder vorstellen zu können.

Während die Behandlung mit Stimulanzien bei Kindern mit HKS bereits 1937 beschrieben wurde [12], datieren erste Berichte über diese Therapie bei Erwachsenen mit Symptomen des HKS 10 Jahre später mit guter und rascher Besserung unter langjähriger Therapie [47]. 1958 berichteten Zimmerman und Burgemeister über ähnlich positive Erfahrungen [133]. Nach längerer Pause tauchen dann erst in den 70er Jahren wieder günstige Erfahrungsberichte über mit Stimulanzien behandelte Erwachsene auf [6,48,55]. Es handelt sich in allen Fällen um unkontrollierte Studien. Seit 1976 wurden mehrere placebokontrollierte Studien bei Erwachsenen mit Methylphenidat und Pemolin, bisher aber nicht mit D-Amphetamin durchgeführt (s. Tabelle 4). Bei den meisten (39,90,112, 113,122] konnte ein guter Effekt auf Un-

Tabelle 4

Doppelblind-Crossover-Studien zur medikamentösen Behandlung des HKS im Erwachsenenalter in chronologischer Reihenfolge (PRS = Parents´Rating Scale)

Studie	Substanz	Mittlere Tagesdosis	Patientenzahl	Mittleres Alter	Dauer	Responder	Bemerkungen
Wood et al. [122]	Methylphenidat	27 mg	15	28	4 Wo.	67 %	4 Pat. nicht im Doppelblind-Design
Wender et Al. [112]	Pemolin	65 mg	48	28	6 Wo.	47 %	gute Wirkung nur bei PRS ≥ 12
Mattes et al. [60]	Methylphenidat	48 mg	26	32	6 Wo.	25 %	bei PRS≥10,6 beste Wirkung
Wender et al. [113]	Methylphenidat	43 mg	37	31	5 Wo.	57 %	signif. gegen Placebo nur bei PRS ≥12
Gualtieri et al. [39]	Methylphenidat	42 mg	8	28	2 Wo.	Keine Ang.	Alle Symptome gebessert, signifikant nur für Daueraufmerksamkeitstest
Wood et al. [125]	Phenylalanin	587 mg	19	28	2 Wo.	6/13 6 Dropouts	Effekt nur initial, Wirverlust innerhalb von 3 Monaten
Spencer et al. [90]	Methylphenidat	30-100 mg 0,5; 0,75 u. 1 mg/kg	23	40	7 Wo.	78 %	Responder-Rate dosisabhängig

ruhe, Aufmerksamkeitsdefizit, Impulsivität, depressive Verstimmung und Irritabilität nachgewiesen werden, ohne daß sich eine Toleranz entwickelte. Eine eher unbefriedigende Wirkung von Methylphenidat sahen lediglich Mattes et al., hier war im wesentlichen nur die Impulsivität gebessert [60]; eine Ursache für die letztlich recht negative Aussage dieser Studie könnte sein, daß nur wenige Patienten hohe Scores für das HKS hatten und daß andere Persönlichkeitsstörungen wie Borderline (24%) und Alkohol- und Drogenabusus (35%) ebensowenig ausgeschlossen waren wie endogen depressive Verstimmungen (29%), ein weiterer Grund wird darin gesehen, daß die Einnahme nur zweimal täglich und nicht in 4 bis 6 Dosen erfolgte [108]. In einer Langzeitstudie über 117 Erwachsene mit HKS, die eine Besserung durch Methylphenidat in placebokontrollierten Untersuchungen aufgewiesen hatten, fand Wender, daß die positive Reaktion auf Stimulanzien bei Langzeitgabe persistiert und daß die Patienten nicht rekfraktär wurden. Um auszuschließen, daß es sich um spontane Remissionen handelte - somit nach initial positiver Wirkung die Medikation garnicht mehr benötigt würde - wurde bei einem Teil der Patienten die Dosis allmählich reduziert; Resultat war, daß sich die Symptome in absolut gleicher Stärke wieder einstellten [108]. Im Mittel wurde bei den bisher durchgeführten Studien mit Erwachsenen ein positives Ansprechen auf Methylphenidat und Pemolin in 52% gesehen, wobei in einigen Studien ein relativ schlechter Erfolg auf die zu niedrige Dosierung (unter 0,7 mg Methylphenidat/kg Körpergewicht) zurückzuführen sein dürfte [119]; eine klare Dosisabhängigkeit der Wirkung bei Erwachsenen ist belegt [90], wobei teilweise aber auch bei niedrigen Dosen bereits ausgezeichnete klinische Effekte beschrieben wurden [43].

In offenen Studien wurden bei Erwachsenen mit HKS MAO-Hemmer wie Pargylin [115] und L-Deprenyl [124] mit günstigem Effekt geprüft, wobei unter Deprenyl starke Nebenwirkungen auftraten. Der selektive MAO-A-Hemmer Moclobemid wurde bei Kindern mit guter Wirksamkeit eingesetzt [69, 98, 99], bei Erwachsenen wurden für diese Indikation noch keine Studien durchgeführt; erste eigene Erfahrungen zeigen auch bei betroffenen Erwachsenen einen positiven Effekt, wobei einige wegen massiver Schlafstörungen die Einnahme abbrechen mußten. Ein günstiger Einfluß auf HKS-Symptome bei Erwachsenen wurde auch für Fluoxetin, einen selektiven Serotonin-Reuptake-Hemmer, berichtet [29, 65]. In einer offenen Studie wurde ein guter Effekt des dopaminerg und noradrenerg wirkenden Methyldonators S-Adenosyl-L-Methiomin nachgewiesen [83]. L-Dopa zeigte keine dauerhafte positive Wirkung [123], ebensowenig DL-Phenylalanin [125] und L-Tyrosin [77], Präkursoren von L-Dopa. Positive Effekte waren dagegen nachweisbar für Bupropion, ein bisher lediglich in den USA unter dem Handelsnamen Wellbatrin erhältliches nichttrizyklisches Antidepressivum, das in einer offenen Studie bei Patienten, die auf Methylphenydat und MAO-Hemmer gut angesprochen hatten, gegeben wurde [111]. Einen wesentlichen Platz bei der Therapie des HKS im Erwachsenenalter nehmen nach Wilens et al. trizyklische Antidepressiva ein; diese Autoren sahen unter relativ hochdosierter Behandlung mit Desipramin (im Mittel 183 mg/d) oder Nortriptylin (im Mittel 92 mg/d) eine Besserung bei 68% ihrer Patienten [118]. Auch für Imipramin sind gute Ergebnisse bei Erwachsenen mit HKS berichtet worden [48,122]. Positive Effekte wurden in offenen Studien für das neue Antidepressivum Venlafaxin beschrieben [1, 30, 46]. Betarezeptorenblocker wie Clonidin, Propanolol und Nadolol wurden in offenen Studien allein oder in Kombination mit Methylphenidat mit positivem Einfluß auf die Symptome des HKS eingesetzt [59,75].

Pragmatische Therapie

Unter den derzeitigen Umständen erscheint die erstmalige medikamentöse Einstellung eines Erwachsenen mit HKS auf Methylphenidat in Deutschland problematisch; Methylphenidat unterliegt in Deutschland den Vorschriften des Betäubungsmittelgesetzes und ist zudem für diese Indikation im Erwachsenenalter offiziell noch nicht zugelassen. Da in den USA das Wissen um die positive Wirkung und die Unschädlichkeit bei richtiger Indikation bei Ärzten weiter verbreitet ist als in Europa, bestehen dort weniger psychologische Hemmungen, die Substanz auch bei Erwachsenen als Mittel der ersten Wahl zu verordnen, beginnend mit je 5 mg morgens und mittags mit Steigerung um jeweils 5 mg alle 2-3 Tage bis zu einer Enddosis von 40-90 mg [29]; z.T. werden auch Dosierungen von 120 mg täglich benötigt [126]. Der therapeutische Effekt hält aufgrund der kurzen Halbwertszeit des Methylphenidat nur 3-4 h an, teilweise auch nur 1,5 h; daher benötigen manche Patienten 4-6 Gaben über den Tag verteilt [29]. Der Einsatz von Methylphenidat bei der Untergruppe von HKS-Patienten mit Alkohol- und/oder Medikamenten-und Drogenabusus wird kontrovers beurteilt [108, 119]; von großem Interesse sind hierzu die Berichte von Schubiner et al. und Gawin et al., die bei ihren entsprechenden Patienten durch Gabe von Methylphenidat eine langfristige Abstinenz bezüglich der vorher eingenommenen Suchtmittel erreichen konnten [31,81]. Solche Therapieversuche von erwachsenen HKS-Patienten mit Drogen-und Medikamentenabusus sollten in Deutschland wegen möglicher juristischer Konsequenzen für den verordnenden Arzt nur unter klinischen Bedingungen erfolgen. Auch in Deutschland vertretbar erscheint dagegen die ambulante Weitergabe von Methylphenidat bei Patienten, die seit der Kindheit erfolgreich mit Methylphenidat behandelt wurden, bei einer durch Absetz- oder Reduktionsversuche verifizierten Persistenz in Adoleszenz und Erwachsenenalter. Da Methylphenidat und Pemolin bei Erwachsenen mit HKS eine ähnlich gute Wirksamkeit besitzen [119], ist bei der Ersteinstellung von Erwachsenen in Deutschland die Gabe von Pemolin, das nicht den Vorschriften des Betäubungsmittelgesetzes unterliegt, zu favorisieren, beginnend mit 10 mg am Morgen mit Steigerung bis auf eine mittlere Dosis von 60 mg; in der Pemolin-Studie von Wender et al. lagen die wirksamen Tagesdosen zwischen 18,75 und 150 mg [112]. Wegen der langen Halbwertszeit von 8-12 h ist prinzipiell eine Einmalgabe ausreichend, bei manchen Patienten ist die Wirkung bei zweimaliger Gabe am Tag günstiger [108]. Beachtet werden muß die potentielle Lebertoxizität (2%), regelmäßige entsprechende Laborkontrollen sind erforderlich. Über die Wirksamkeit von Pemolin kann im Gegensatz zu der rasch eintretenden Wirkung von Methylphenidat oft erst nach bis zu 6 Wochen geurteilt werden. Die Nebenwirkungen der Stimulanzien sind gering, typisch sind Appetitminderung, Schlafstörung, Sedation, Agitation, Oberbauchbeschwerden, Kopfschmerz, Dysphorie und leichte Erhöhung von Blutdruck und Herzfrequenz [114]. Bei Absinken des Methylphenidatspiegels werden bei Kindern öfters Reboundphänomene mit vermehrter Irritabilltät und Unruhe angegeben; dies scheint bei Erwachsenen deutlich seltener zu sein [120]. In der nunmehr 60jährigen Erfahrung mit der Stimulanzientherapie bei HKS gibt es keine Hinweise auf die Entwicklung eines Abusus der Substanzen bei Kindern oder Erwachsenen, wenn Diagnose und Indikation korrekt gestellt wurden [101, 114,117,120]. Dagegen ist die bei diesen Patienten relativ häufige schlechte Compliance ein gewisses Problem. Differenziert zu sehen ist die Gabe von Stimulanzien bei gleichzeitigem Vorliegen von Tic-Erkrankungen. Gelegentlich werden unter Methylphenidat einfache Blinzel-, Grimassier- oder Räuspertics, aber auch komplexere Tics wie Kopf-Nacken-Drehbewegungen oder choreoathetoid anmutende Bewegungen der Arme und Beine beobachtet [73]. Bisweilen bringt eine geringfügige Dosisreduktion diese Symptome zum Verschwinden, manchmal muß das Medikament abgesetzt werden. Da, wie bereits erwähnt, eine hohe Komorbidität von HKS und Tourette-Syndrom besteht, ist manchmal eine Stimulanzientherapie unverzichtbar. Eine von Rapoport durchgeführte Studie konnte zeigen, daß vermehrte Tics meist mit Beginn der Therapie auftreten und bei gleichbleibender Dosierung nach ca. 4 Wochen wieder verschwinden [72].

Bei etwa 30-50% von Erwachsenen mit HKS ist die Wirkung einer alleinigen Gabe von Stimulanzien nicht ausreichend (zu geringes Ansprechen, Nebenwirkungen bei höherer Dosierung, begleitende depressive Verstimmung und Angststörungen); bei diesen Patienten ist die Gabe von trizyklischen Antidepressiva indiziert, wobei die Dosisempfehlungen für Imipramin bei 50-75 mg, für Desipramin bei 10-200 mg (hier z.T. auch höher bis 5 mg/kg) und für Nortriptylin im Mittel bei 90 mg täglich liegen [29,119]. In einigen Fällen wurde die Entwicklung einer Toleranz bezüglich der positiven Wirkungen der trizyklischen Antidepressiva nach 2-3 Monaten beschrieben [48,122]. Günstig ist bei den trizyklischen Antidepressiva das Ausbleiben eines Reboundeffektes. Eine Kombination der trizyklischen Antidepressiva in niedriger Dosierung mit Stimulanzien kann nützlich sein, etwa wenn Schlafstörungen unter der Stimulanzientherapie bestehen. Der Nutzen neuerer Antidepressiva wie Bupropion, Moclobemid, Fluoxetin, Venlafaxin und Pargylin bei Erwachsenen mit HKS bedarf noch weiterer Überprüfüng [29,119, 120]. Eine interessante Substanz könnte nach eigenen Erfahrungen in diesem Zusammenhang auch Fluvoxamin sein. Der Einsatz von Clonidin oder Propanolol als Monotherapie bei Erwachsenen mit HKS wird bei den meist erforderlichen hohen Dosierungen - beim Propanolol bis zu 640 mg tägl. [59] - durch Nebenwirkungen wie Hypotension und Sedation limitiert [119]; eine Kombination in niedrigerer Dosierung mit Stimulanzien kann nützlich sein [75].

Anfang **1998** erschien der amerikanische Bestseller von Hallowell und Ratey [4o] bei Rowohlt in deutscher Übersetzung unter dem Titel „Zwanghaft zerstreut, ADD - Die Unfähigkeit, aufmerksam zu sein". Damit wird - wie eigene Erfahrungen bereits zeigen - die Nachfrage nach kompetenter Diagnostik und Therapie des HKS im Erwachsenenalter im deutschsprachigen Raum deutlich zunehmen.

Anmerkung:
Dieser Beitrag ist erstmalig erschienen in der Fachzeitschrift „Der Nervenarzt", Band 69, Heft 7, Seiten 543 – 556, 1998. Abdruck mit freundlicher Genehmigung der Autoren und des Springer-Verlages.
Die ausführliche Literaturliste zu diesem Beitrag liegt dem BVdE vor!

Das Verhalten von Jugendlichen und jungen Erwachsenen mit ADHD

Ein Kurzbericht über 10. Weltkongress: Children and Adults with ADD (CHADD) vom 15. bis 17. Oktober 1998 in New York mit besonderer Gewichtung einer Langzeitstudie von Russell E. Barkley

Dr. Klaus Skrodzki, Forchheim, 1999

Auf diesem weltweit führenden Kongreß stellten erfahrene Praktiker und Forscher aus allen Bereichen ihre neuen Arbeiten und Forschungsergebnisse vor. Nicht alles war neu, aber es gab doch eine ganze Reihe von Tendenzen und hoch interessanten Beobachtungen.

Früherkennung

Eine deutliche Richtung: Auffälligkeiten werden früher festgestellt und die Behandlung deutlich früher eingeleitet. Die Schule stellt jetzt weniger das Anfangskriterium dar, sondern meist wird schon im Kindergartenalter an das Krankheitsbild gedacht und früher als bisher Hilfsmaßnahmen begonnen. Allerdings wurde auch deutlich, daß die Sicherung der Diagnose immer schwieriger wird, je weiter die Altersgrenze sinkt.

Tests zur Erkennung von ADHD

Einig waren sich die meisten Forscher, daß es keinen speziellen Test für ADHD gibt. Oft sind die Betroffenen im Test sogar besser, als die entsprechenden Vergleichsgruppen, obwohl sie sonst im Alltag erhebliche Probleme haben. Beweisend ist nur der Alltag und die Geschichte des Kindes oder Jugendlichen. Einigkeit herrschte auch darüber, daß das Krankheitsbild sich nicht auswächst, auch wenn die *Hyperaktivität* in vielen Fällen verschwindet:

Aufmerksamkeitsstörung, Motivationsschwäche und Impulsivität bleiben meist bestehen. Eine Studie von Biedermann (Herbst 98) zeigt, daß nur 20 % der über 18-jährigen beschwerdefrei sind, 20 % weiterhin massiv betroffen und behandelt werden müssen und 60 % unterschiedliche Stufen von Schwierigkeiten haben und weiter Hilfen benötigen.

Komorbititäten

Ein wichtiges Thema, das sich in den letzten Jahren zunehmend herausgebildet hat, sind die sogenannten Komorbititäten, das sind Begleitprobleme - psychische Störungen, die das eigentliche Krankheitsbild ADHD erheblich schwieriger machen und die Auswirkungen massiv verschärfen. Josef Biedermann von der Harvard-Universität ging ausführlich auf die verschiedenen Kombinationen ein. Dazu gehören das oppositionelle Verhalten, das sog. dissoziale Verhalten, die Schizophrenie, die Depression und die manisch-depressiven Erkrankungen. Er zeigte auch enge Verbindung zur Alkohol- und Drogenabhängigkeit.

Langzeitstudie von Russell E. Barkley

Russell E. Barkley stellte eine Langzeitstudie vor. Auf diese Studie soll hier näher eingegangen werden. In seinen Anfangsworten sagte er, daß die Aufgabe jeder Langzeitstudie ist, Risiken und Folgeprobleme aufzuzeigen, um frühzeitig Hilfe anbieten zu können. Es ist nicht die Aufgabe solch einer Studie positive Dinge festzustellen. Deshalb ergibt sich manchmal ein äußerst negativer Eindruck. Trotzdem sprach er von einer *Botschaft der Hoffnung,* da der größere Teil der betroffenen Kinder als Jugendliche und Erwachsene relativ gut zurecht kamen; d.h. wenn 40% mindestens einmal mit dem Gesetz in Konflikt kamen haben 60% keinen Kontakt mit Straftaten und der Polizei gehabt!

Die Studie wurde in den Jahren 77 bis 79 begonnen und über mehr als 15 Jahre fortgesetzt. Über 150 Jugendliche mit ADHD wurden eingeschlossen, die Kontrollgruppe von Nichtbetroffenen war nur geringfügig kleiner. Das Durchschnittsalter beim derzeitigen

Abschluß der Studie lag um 21 Jahre. Eine Vielzahl verschiedener Dinge wurde überprüft, so z.B. der Schulabschluß, die Eingliederung im Arbeitsprozeß, die Häufigkeit anderer psychischer Erkrankungen, die sexuelle Aktivität, Kriminalität, Drogengebrauch und vieles Andere. Hier soll aus der Vielzahl der Daten nur von einigen Interessanten berichtet werden.

Der Schulabschluß liegt insgesamt niedriger als in der Vergleichsgruppe und eine höhere Zahl wurde von der weiterführenden Schule verwiesen. Im Arbeitsprozeß hatten doppelt so viele mindestens einmal die Arbeit hingeworfen und viermal so viele waren aus irgend einer Arbeit entlassen worden, deutlich niedriger lag auch die Leistungsbeurteilung innerhalb der Arbeit.

Bei den psychischen Begleiterkrankungen war die Zahl der Depressionen und der Angststörungen häufiger. Allerdings die Zahl der Anorexie und Bulimie deutlich niedriger als in der Vergleichsgruppe.

Besonders interessant für das spätere Leben ist der ganze Bereich der Sexualitität. Es fand sich kein Unterschied in der Häufigkeit von Sexualkontakten. Aber die Zahl der Sexualpartner liegt fast dreimal so hoch, Schwangerschaftsverhütung und Geburtenkontrolle wird sehr viel seltener durchgeführt und ungewollte ausgetragene Schwangerschaften vor dem 21. Lebensjahr sind viel häufiger. Tests auf HIV wurden mehr als doppelt so häufig durchgeführt.

Bei den sogenannten antisozialen Aktivitäten gab es auch eine Vielzahl von Auffälligkeiten. Hier muß aber beachtet werden, daß nahezu alle kriminellen Aktivitäten nicht auf ein reines ADHD zurückzuführen waren, sondern auf die Kombination mit einem oppositionellen und dissozialem Verhalten. Insgesamt fiel die Häufigkeit vom Weglaufen, Einbrüchen und das „Erwischtwerden", das Waffentragen und die Häufung von Gefängnisstrafen auf. Beim Drogengebrauch (wobei diese Daten nicht auf Deutschland übertragbar sind) bestand für ADHD und Nichtbetroffene kein Unterschied bezüglich Alkohol, Marihuana, LSD und Narkotika. Kokain, Stimulantien und Tranquilizer wurden deutlich häufiger gebraucht.

Barkley berichtet weiter

1. zeigt sich ganz deutlich, daß für die Altersgruppe der größeren Kinder, der Jugendlichen und jugendlichen Erwachsenen die Kriterien nach DSM IV nicht mehr zutreffen. Die dort referierten Auffälligkeiten sind auf Kinder im Alter zwischen 6 und 10 bis 12 Jahren ausgerichtet. Für reine Aufmerksamkeitsstörung ohne Hyperaktivität sind die Kriterien ganz schlecht. DSM 5 ist also überfällig!
2. Es wurde ganz deutlich, daß die Betroffenen selbst als Quelle für die Information über ihre Störung und ihre Probleme fast unbrauchbar sind. In einer Studie konnte nachgewiesen werden, was Eltern und Betreuer schon seit langem wissen: ADHD-Betroffene sind selbst die schlechteste Auskunftsquelle für ihre Probleme und ihr Verhalten. Der Vergleich der Problemschilderung von Betroffenen und von außenstehenden Beobachter differiert völlig. Oft sind die Aussagen sogar nahezu entgegengesetzt. Das liegt aber in der Natur des Krankheitsbildes: es handelt sich um eine Frontalhirnerkrankung, d.h. die Steuerung der Selbstkontrolle und der Selbstbeurteilung ist sehr schlecht.
3 Das größte Risiko für psychische Miterkrankungen ist die Depression, oppositionelles und dissoziales Verhalten.
4. Die größten Risiken für die ADHD-Gruppe sind Infektionen durch sexuelle Aktivität bei häufig wechselnden Partnern und insbesondere die ungewollte Schwangerschaft bei fehlender Geburtskontrolle.

Ausblick:

Was eine unerwünschte Schwangerschaft für weitere Folgen bei ADHD-Eltern bedeutet, wird sicher Forschungsobjekt der kommenden Generation sein, denn wir sind ja inzwischen soweit, daß wir eine ganze Generation der Beobachtung von ADHD-Patienten überblicken. Ein weiteres Beobachtungsgebiet wird in Zukunft auch sein, welche Auswirkungen und Risiken der unregelmäßige und sicher häufig ungesunde Lebenswandel und Lebensablauf betroffener Jugendlicher und Erwachsener hat; welche neuen Risiken, wie Herz-Kreislauferkrankungen durch falsche Ernährung und Dauerstreß, welche sozialen Folgen durch Schul-, Berufs- und häufigen Ortswechsel auftreten werden.

Die Bedeutung von Eltern-Selbsthilfevereinen

Lew Koplewitz sprach in seinem Hauptvortrag besonders den Eltern aus dem Herzen, als er verdeutlichte, wie wichtig es ist, Verständnis für die Eltern aber auch die Lehrer zu haben, die mit ihren schwierigen Kindern auskommen müssen. Und er schilderte seine wichtigste Erfahrung: ***Alles was er an Information*** und ***Erfahrung in den letzten 25 Jahren gesammelt habe, sei von den Eltern gekommen.***

Damit wird auch noch einmal ganz deutlich wie wichtig Selbsthilfe-Vereine, ihr Engagement und ihre Erfahrung sind. Aber auch, wie wichtig es ist, daß Eltern und betroffene Erwachsene sich organisieren und durch ihr die elterliche Position stärken und die Fachleute unterstützen, die sich für Verbesserung der Information, der Rahmenbedingungen und der Hilfen für Aufmerksamkeitsgestörte und Hyperaktive jeden Alters einsetzen.

Gilles de la Tourette Syndrom
Ein häufiger Begleiter der Aufmerksamkeitsdefizit-Störung

Prof. Dr. A. Rothenberger
Universität Göttingen, Klinik und Poliklinik für Kinder- und Jugendpsychiatrie

Was ist das Tourette-Syndrom?

Das Gilles de la Tourette-Syndrom - häufiger nur Tourette-Syndrom oder TS genannt - ist eine neuropsychiatrische Erkrankung. Die Krankheit ist *nicht neu:* sie wurde im Jahre 1825 erstmals in der Wissenschaft erwähnt und erhielt den Namen des französischen Arztes, der 1885 eine ausführliche Beschreibung dieser Erkrankung gab: George Gilles de la Tourette. Literarische Schilderungen lassen aus heutiger Sicht noch frühere Beschreibungen vermuten. Anhand historischer Aufzeichnungen wird diskutiert, ob beispielsweise Claudius, Napoleon, Moliere, Peter der Große, der Schriftsteller Samuel Johnson und Mozart ein Tourette-Syndrom hatten.

Trotz dieser frühen sehr prägnanten Schilderungen geriet die Erkrankung für beinahe 100 Jahre - auch unter Ärzten - in Vergessenheit. Erst eine umfassende Darstellung durch ein amerikanisches Ärzte-Ehepaar im Jahre 1978 rückte das Tourette-Syndrom wieder stärker ins Interesse der Nervenärzte und Kinderärzte, insbesondere aber der Kinder- und Jugendpsychiater. Dennoch ist das TS auch heute noch vielen unbekannt.

Wie wird die Diagnose Tourette-Syndrom gestellt?

Bis heute wird die Diagnose TS klinisch gestellt. Das heißt, weder durch Bluttests noch durch andere technische Untersuchungen ist eine Diagnosestellung möglich. Die Diagnose TS kann nur von einem Arzt (Neurologen, Psychiater, Kinder- und Jugendpsychiater oder Kinderarzt), der die Erkrankung gut kennt, anhand einer sorgfältigen Anamnese und klinischen Untersuchung gestellt werden. Hierbei müssen folgende Kriterien erfüllt sein:

1. Auftreten von mehreren motorischen Tics und mindestens einem vokalen Tic
2. Beginn vor dem 18. Lebensjahr
3. Symptomdauer von mehr als einem Jahr
4. Im Krankheitsverlauf Veränderung der Tics hinsichtlich Art, Häufigkeit, Anzahl, Lokalisation, Form und Schweregrad
5. Ausschluß anderer Erkrankungen

Was sind Tics?

Der Begriff Tic stammt aus dem Französischen und hat mit dem umgangssprachlichen Wort „Tick“ (im Sinne von „jemand tickt nicht richtig“) nichts gemein. Tic steht für ein spezielles neurologisches Symptom. Es werden motorische von vokalen Tics unterschieden.

Motorische Tics

Alle Kinder und Erwachsene mit TS weisen eine Vielzahl von motorischen Tics auf. Hierunter werden weitgehend unwillkürlich eintretende plötzliche Bewegungen (Muskelzuckungen) verstanden. Motorische Tics sind in der Mehrzahl kurze irreguläre Bewegungen. Am häufigsten kommen sie im Gesicht und am Kopf vor mit Blinzeln, Grimassieren, Augenverdrehen und Kopfrucken. Häufig sind motorische Tics auch an den Schultern und Armen (z.B. Hochziehen der Schultern, Schleudern des Armes, Verkrampfen der Finger). Seltener, aber nicht ungewöhnlich, sind motorische Tics am Rumpf und an den Beinen.

Da diese Bewegungen einerseits sehr kurz, nahezu unmerklich, anderseits aber auch sehr auffällig und grotesk sein können, sprechen wir von einfachen und komplexen motorischen Tics. Häufig sind einfache motorische Tics so gering, daß sie als „Eigenart“ oder „Nervosität“ verkannt werden. Komplexe motorische Tics sind beispielsweise Hüpfen, Springen, in die Hocke gehen oder bizarre Arm- und Rumpfbewegungen.

Einige komplexe motorische Tics werden wegen ihrer Charakteristika zusätzlich mit speziellen Begriffen beschrieben:

- Echopraxie: Bewegungen, Gesten, Handlungen anderer Menschen werden übernommen und nachgeahmt
- Kopropraxie: hierbei werden Bewegungen mit obszönen Inhalten gemacht (z.B. das Mittelfingerzeichen („Stinkefinger“) oder das Berühren der eigenen Genitalregion)
- Touching: unwillkürliches Berühren von Gegenständen und Personen; häufig lediglich mit einem kurzen Antippen, seltener mit Berührungen des Gegenüber in dessen Brust-, Gesäß-oder Genitalbereich.

Vokale Tics

Unter einem vokalen Tic (Lautäußerung) wird das unwillkürliche Hervorbringen von Lauten und Geräuschen (sog. einfache vokale Tics) und Wörtern oder Sätzen (sog. komplexe vokale Tics) verstanden. Auch dieses Symptom tritt bei allen Tourette-Betroffenen auf. Häufig ist es jedoch weniger stark ausgeprägt Typische vokale Tics sind: unwillkürliches, wiederkehrendes Husten (ohne daß eine Erkältung vorliegt), Fiepen, Räuspern, Grunzen, lautes Ein- und Ausatmen, Schnauben, Quieken, aber auch bellende, miauende Laute oder lautes Schreien. Wie bei den motorischen Tics werden einige vokale Tics aufgrund ihrer Besonderheiten hervorgehoben:

- Echolahe: Wörter oder ganze Sätze anderer werden nachgesprochen bzw. ohne erkennbaren Grund wiederholt (wie ein Echo)
- Palilahe: selbstgesprochene Wörter, Silben oder Satzteile werden wiederholt. Ausgeprägte Formen erinnern an Stottern. Gelegentlich besteht eine Art „Sprechblockade".
- Koprolahe: hierbei werden sozial wenig akzeptierte Wörter mit obszönem Inhalt unwillkürlich und heftig herausgeschleudert. Eine ausgeprägte Koprolahe ist selten, führt in diesen Fällen jedoch in der Regel zu erheblichen sozialen Schwierigkeiten.

Was ist noch typisch für Tics?

Vielleicht denken Sie an dieser Stelle, daß viele Kinder Symptome aufweisen wie kurze Muskelzuckungen, unwillkürliche Lautäußerungen, Aussprechen von obszönen Wörtern. Was kennzeichnet das Tourette-Syndrom noch? Wodurch können Sie ein „normales" Kind von einem Tourette-betroffenen Kind noch unterscheiden?

Tics sind weitgehend unwillkürlich. Das heißt, betroffene Kinder können nicht einfach „damit aufhören". Dennoch unterliegen Tics einer gewissen willentlichen Steuerung. So können sie von allen Betroffenen für wenige Minuten oder manchmal auch Stunden unterdrückt werden. Dies ist sehr typisch für Tics und darf in keinem Fall zu der Annahme führen, Tics würden von den Betroffenen absichtlich (beispielsweise um andere zu ärgern oder um Aufmerksamkeit zu gewinnen) gemacht werden. Einzelne Betroffene können ihre Tics sogar stundenlang unterdrükken. Dies kann die Diagnosenstellung erheblich erschweren, wenn Tics während des Arztbesuchs unterdrückt werden. Dies kann auch zu Mißverständnissen zwischen Ihnen als Lehrerin oder Lehrer und den Eltern führen, wenn Tics nur zu Hause und nicht in der Schule auftreten oder umgekehrt.

Die Betroffenen schildern, das Unterdrücken sei unangenehm und anstrengend. Manche (eher Erwachsene, seltener Kinder) berichten von einem, den Tics vorausgehenden sehr kurzem „Vorgefühl", einem „Dranggefühl" das durch den Tic gelindert werden kann und das während des Unterdrückens stark zunimmt und es limitiert. Viele Tourette-Betroffene unterdrücken Tics nicht gerne für längere Zeit, da nachfolgend zumeist stärkere Tics auftreten, als ob sich die unterdrückten Tics aufstauten und dann entladen würden im Sinne eines „sich austicen". Das Unterdrükken von Tics erfordert daneben häufig eine gewisse Anstrengung und Konzentration. Diese können währenddessen im Unterricht fehlen. Umgekehrt können Tics unter hoher Konzentration auch deutlich nachlassen. Ein gutes Beispiel ist ein bekannter kanadischer Chirurg, der tagsüber erfolgreich operiert und dabei „ticfrei“ ist, jedoch abends in entspannter Atmosphäre um so stärkere Tics hat.

Weiterhin ist für Tics charakteristisch, daß sie sich in Form, Lokalisation, Intensität Häufigkeit und Schwere ständig wandeln. Neue Tics entstehen, während frühere Tics nicht mehr auftreten.

Welche anderen Symptome können bei Tourette-Betroffenen auftreten?

Auch wenn die formale Definition des Tourette-Syndroms ausschließlich (motorische und vokale) Tics zum Diagnosekriterium erhebt, bestehen bei nahezu allen Betroffenen weitere Symptome, die nicht selten subjektiv oder für die unmittelbare Umgebung - auch in der Schule - das Hauptproblem darstellen.

Zwangshandlungen und -gedanken

Zwänge sind eine typische Verhaltensauffälligkeit, die bei vielen Tourette-Betroffenen auftritt. Am häufigsten finden sich Zwangshandlungen mit Ordnungsliebe und Arrangieren, Kontrollieren, ritualisierten Handlungen und Zählen. Zwangsgedanken führen dazu, daß bestimmte Ideen wieder und wieder „gedacht“ werden müssen und die Konzentration nicht auf andere Inhalte gelenkt werden kann. Gelegentlich berichten Betroffene über ungewöhnliche Zwänge, etwa einem Hang zu verbotenen Handlungen oder gefährlichen Situationen, beispielsweise dem Drang, Alarmknöpfe zu betätigen, verbotene Wege zu betreten, rasant Auto zu fahren, mit Messern oder Feuer zu spielen, etwas zerbrechen zu müssen.

Oftmals sind Zwangssymptome mit dem Bedürfnis verbunden, etwas „genau richtig" (engl. „just right“) machen zu müssen. Erst wenn sich dieses „Genau richtig“-Gefühl einstellt, kann die Wiederholung der Zwangshandlungen oder -gedanken beendet werden. Zum Beispiel muß eine Tür „genau richtig“ geschlossen, ein Gegenstand „genau richtig“ berührt, eine an andere gestellte Frage „genau richtig“ beantwortet oder eine Gestik oder ein Satz eines anderen „genau richtig“ nachgeahmt werden. Auf diese Weise können über viele Minuten andauernde Prozeduren entstehen. Den Betroffenen fällt es schwer, dieses „Genau richtig“ Gefühl näher zu beschreiben. Es ist dabei nicht etwa so, das objektiv ein „Fehler“ festzustellen wäre. Vielmehr handele es sich um ein Gefühl der inneren Befriedigung, welches angestrebt werde. Auch das Erledigen von Aufgaben in der Schule oder zu Hause kann durch derartige Zwangshandlungen erheblich gestört und verzögert werden, etwa wenn Buchstaben und Zahlen so lange geschrieben werden müssen, bis sie „genau richtig“ sind.

Hyperaktivität und Aufmerksamkeitsstörung

Hyperaktivität und Aufmerksamkeitsstörung (Hyperkinetisches Syndrom) zählt zu den häufigsten psychiatrischen Erkrankungen im Kindesalter (etwa 3% in der Allgemeinbevölkerung). Epidemiologische Studien konnten zeigen, daß bei Tourette-betroffenen Kindern mit etwa *50%* ein nochmals deutlich höheres Vorkommen besteht. Nicht selten gesellen sich Lernschwierigkeiten, eine erhöhte Konfliktbereitschaft, Erziehungs- und Führungsprobleme hinzu. Sie gehen anderen Symptomen des Tourette-Syndroms gelegentlich voraus und können bei Kindern das klinisch führende Symptom sein. In der Schule führen Hyperaktivität mit oder ohne Aufmerksamkeitsstörung nahezu regelhaft zu erheblichen Problemen.

Mangelnde Impulskontrolle

In diesem Rahmen findet sich fast regelhaft eine Störung der Impulskontrolle. Zu rasches und flüchtiges Arbeiten ist Ausdruck mangelnder kognitiver Impulskontrolle. Als häufige Verhaltensauffälligkeit findet sich die mangelnde emotionale Impulskontrolle. Sie äußert sich zumeist in verbalem „Jähzorn“, gelegentlich verbunden mit einem Zerstören von Gegenständen. Impulskontrollstörungen führen nicht selten in Familie und Schule zu Konflikten und müssen als Krankheitssymptom eingeordnet werden.

Offenbar unabhängig davon findet sich selbstverletzendes Verhalten bei 20-30% der erwachsenen TS-Betroffenen, in der Mehrzahl nur in Form sehr leichter Selbstbeschädigungen wie Schlagen mit der Faust gegen den Körper, Schlagen mit dem Kopf gegen die Wand, Kneifen oder Beißen in die Wange. Nur selten kommen schwere Verletzungen vor, etwa Brandwunden, Verlust des Augenlichtes, Knochenbrüche und innere Blutungen.

Fremdaggressives Verhalten ist vornehmlich gegen besondere Bezugspersonen (Ehefrau, Mutter) gerichtet und führt nur ausnahmsweise zu bedrohlichen Situationen. Im Alltag spielt dieses Symptom in der überwiegenden Mehrzahl keine Rolle, insbesondere sind Tourette-Betroffene nicht überdurchschnittlich aggressiv oder gar gewalttätig.

Andere Verhaltensstörungen

Signifikant häufiger treten im Rahmen des Tourette-Syndroms weitere Verhaltensstörungen auf, wobei meistens das begleitende Hyperkinetische Syndrom entscheidenden Anteil hat, aber auch Unverständnis, Zurückweisungen oder Ausgrenzungen eines Tic-Kindes eine Rolle spielen können. Solche weiteren Verhaltensstörungen können Ängste, Phobien, Depressionen, Schlafstörungen und Sprechstörungen sein. Im Kindesalter können insbesondere Schlafstörungen zu einer Beeinträchtigung der Schulleistungen führen.

Begabungen und Talente

Intelligenztests haben gezeigt, daß Kinder und Erwachsene mit Tourette-Syndrom in der Regel eine normale allgemeine Intelligenz aufweisen. Auffällig ist, daß viele Betroffene ein sehr rasches Auffassungsvermögen und eine besondere Schlagfertigkeit besitzen. Künstlerisches oder musikalisches Talent, eine überdurchschnittliche Sprachbegabung, ein gutes mathematisches Verständnis sowie ein ausgeprägtes Langzeit-, Personen- und Zahlengedächtnis sind immer wieder zu beobachtende Fertigkeiten.

Lernstörungen und Leistungsschwächen

Bei einzelnen Kindern können auch Lern- und Leistungsschwächen bestehen. Zu nennen sind hier insbesondere ein in-effektiver Lernstil, Abstraktionsschwäche, motorische Ungeschicklichkeit, Sprechstörungen und Leseschwächen. Manchmal ist es schwierig zu unterscheiden, ob eine Leistungsschwäche durch motorische oder vokale Tics, Zwangshandlungen oder -gedanken, Aufmerksamkeitsprobleme, allgemeine motorische Unruhe oder durch eine Lerustörung im engeren Sinne bedingt ist. In solchen Fällen ist eine sorgfältige fachliche Untersuchung unabdingbare Voraussetzung für eine günstige Symptombeeinflussung.

Gibt es ein typisches Tourette-Syndrom?

Aus den beschriebenen Symptomen wird ersichtlich, daß das TS eine sehr komplexe Erkrankung ist. Jeder Betroffene unterscheidet sich vom anderen. Es gibt nicht zweimal das gleiche TS. So verwirrend es klingt: gerade diese Vielfalt in der Ähnlichkeit ist charakteristisch für das Tourette-Syndrom.

Was ist die Ursache dieser wunderlichen und komplexen Erkrankung?

Die Ursache des Tourette-Syndroms ist bis heute nicht abschließend geklärt. Als sicher gilt, daß es sich um eine organische Erkrankung und nicht um eine psychische oder emotionale reaktive Störung handelt. Neuere wissenschaftliche Studien konnten mit Hilfe moderner bildgebender Untersuchungen (hirnelektrische Aktivität, Kernspintomographie PET = Positron Emission Tomography, SPECT = Single Photon Emission Computer Tomography) Funktionsveränderungen in speziellen

Hirnarealen (Basalganglien, Hirnrinde) zeigen. Dabei werden Defizite der motorischen Kontrolle in den Basalganglien und der motorischen Hirnrinde vorübergehend willentlich ausgeglichen durch die Aktivierung des Stirnhirns. Man nimmt derzeit in erster Linie eine Störung im Gleichgewicht zwischen verschiedenen Hirnbotenstoffen (Neurotransmitter) an, insbesondere den Botenstoffen Dopamin (Überfunktion) und Serotonin (Unterfunktion).

Gesichert ist heute auch, daß dem TS vielfach eine erbliche Komponente zugrunde liegt. Es können aber noch keine genauen Angaben zur Vererbungsart und zum Erkrankungsrisiko gegeben werden. Familienstudien weisen daraufhin, daß das Vererbungsrisiko deutlich unter 50% liegt und daß neben einer genetischen Veranlagung noch andere, bis heute noch weitestgehend unbekannte Faktoren, notwendig sind, damit sich das Tourette-Syndrom auf der Verhaltensebene manifestiert.

Wie häufig ist das Tourette-Syndrom?

Obwohl die Angaben zur Häufigkeit sehr stark schwanken, ist davon auszugehen, daß das TS eine häufige Erkrankung ist. Viele der Betroffenen haben nur geringe Symptome, fühlen sich im eigentlichen Sinne nicht krank und suchen keinen Arzt auf. Dies erschwert genaue Angaben und erklärt unter anderem die in Studien voneinander abweichenden Ergebnisse: so gibt es Mitteilungen über 5 bis hin zu 50 Betroffenen unter 10.000 Kindern. Jungen sind - aus bisher nur wenig bekannten Gründen - etwa lOx häufiger betroffen als Mädchen.

Das Tourette-Syndrom wurde auf allen Kontinenten beschrieben.

Wie verläuft die Erkrankung?

Der Verlauf ist chronisch, das heißt, das TS besteht meistens lebenslang. Typisch ist nach einem Beginn in der Kindheit eine Symptomverstärkung während der Pubertät und im Jugendalter. Die Tics nehmen im weiteren Verlauf in der Regel an Intensität ab, Verhaltensprobleme wie Zwänge, Ängste und Depressionen können in den Vordergrund treten.

Alle Tourette-Betroffene kennen Situationen, die zu einer Symptomverschlechterung oder -besserung führen. Unkontrollierbarer Streß, Trennungssituationen (z.B. Umzug, Scheidung der Eltern, Tod eines Angehörigen) aber auch Erlebnisse wie die Einschulung können (müssen aber nicht!) eine vorübergehende Verschlechterung hervorrufen. Entspannung und Ruhe (z.B. in den Ferien) sowie ein verständnisvolles und klar geregeltes, verläßliches, stabiles soziales Umfeld führen eher zu einer Symptomreduktion. Auch unabhängig von solchen äußeren Einflüssen bestehen erhebliche Fluktuationen.

Ist die Erkrankung heilbar?

Bisher ist keine Heilung möglich. Es stehen jedoch je nach Symptomart und -schwere verschiedene Medikamente zur Behandlung zur Verfügung. Da es sich hierbei um Substanzen mit Wirkung auf das zentrale Nervensystem handelt, können Nebenwirkungen wie Müdigkeit, Appetitanregung, aber auch innere Unruhe eintreten. Für den behandelnden Arzt ist es sehr wichtig, von Lehrern und Eltern über mögliche Nebenwirkungen informiert zu werden, um die Behandlung zu optimieren.

Sowohl bei Kindern als auch bei Erwachsenen kann eine medikamentöse Therapie erforderlich und hilfreich sein. Zur Therapie der motorischen und vokalen Tics werden in erster Linie Substanzen eingesetzt, welche die vermutete „Dopamin-Überempfindlichkeit“ reduzieren. Am günstigsten hinsichtlich Wirkung und Verträglichkeit sind gegenwärtig Tiaprid („Tiapridex“), Pimozid („Orap“) und Risperidon („Risperdal“) einzuschätzen.

Oftmals kann bereits durch die Diagnosestellung und ein ausführliches Beratungsgespräch eine deutliche Entlastung erzielt werden. Die korrekte Diagnose führt in Familien zumeist zu einem Ende von Schuldzuweisungen und im sozialen Umfeld zu mehr Toleranz und Akzeptanz. Die Betroffenen sind vom „Makel“ der psychischen Störung bzw. vom Vorwurf, die Symptome absichtlich zu verursachen, entlastet und können selbstbewußter mit ihrer Erkrankung umgehen. Um das Eintreten von sekundären Folgen, wie Hänseleien oder Ausgrenzung in der Schule oder reaktive depressive Verstimmungen zu vermeiden, kann eine frühzeitige Information des Umfeldes besonders wichtig sein.

Bei ausgeprägten emotionalen Verhaltensauffälligkeiten ist ergänzend eine spezielle kinder- oder jugendpsychiatrische Behandlung angezeigt.

Wichtigstes Ziel der gegenwärtigen Bemühungen ist, die Diagnose Tourette-Syndrom so früh wie möglich zu stellen. Dadurch kann den Betroffenen sowie der Familie und dem unmittelbaren Umfeld viel Leid erspart werden. Es ist daher sehr wichtig, daß nicht nur Ärzte, sondern auch Lehrer die Krankheit kennen.

Können die verordneten Medikamente zu Nebenwirkungen führen?

Leider gibt es bisher kein Medikament, mit dem gleichermaßen alle Symptome des Tourette-Syndroms sowie seiner assoziierten neuropsychiatrischen Störungen behandelt werden können. Es stehen jedoch verschiedene Medikamente zur Verfügung, mit denen einzelne Symptome (wie Tics, Zwänge, Hyperkinetisches Syndrom) deutlich gemindert, selten jedoch völlig beseitigt werden können. Alle verfügbaren Medikamente sind nicht völlig frei von Nebenwirkungen. Daher müssen der Nutzen und etwaige Nebenwirkungen im Einzelfall gegeneinander abgewogen werden. Die Wirkung der Medikamente ist nicht bei jedem Tourette-Betroffenen gleich. Daher kann im vorhinein nie mit Gewißheit gesagt werden, ob und welche Nebenwirkungen eintreten werden und wie wirksam das Medikament sein wird. Die üblicherweise bei Erwachsenen verordneten Medikamente sind auch für die Behandlung von Kindern geeignet und führen in der Regel nicht zu Langzeitnebenwirkungen.

Neben den Eltern können insbesondere Sie als Lehrer Auskunft über Nutzen und Nebenwirkungen der Medikamente geben. Bei manchen Medikamenten treten Nebenwirkungen nur zu Beginn der Behandlung ein und lassen später nach. Informieren Sie bitte die Eltern oder den behandelnden Arzt, falls in der Schule Probleme (z.B. Lernschwierigkeiten, Müdigkeit, Lustlosigkeit, Konzentrationsminderung) auftreten, die durch Medikamente verursacht sein könnten.

Die Behandlung des TS eines Kindes sollte nur erfolgen, wenn bei den Kindern und den Eltern ein starker subjektiver Leidensdruck besteht oder wenn objektive Gründe (emotionale Störungen als Folge der Tics, Beeinträchtigung von Alltagstätigkeiten, starke Selbstverletzung, ausgeprägte Impulskontrollstörung etc.) eine Behandlung notwendig machen. Der natürliche Verlauf der Erkrankung wird durch eine medikamentöse Therapie wahrscheinlich nicht entscheidend verändert obwohl nicht ausgeschlossen ist, daß die Hirnreifung und damit die selbstregulatorischen Möglichkeiten eines Kindes durch die Medikamentengabe gefördert werden. Auf jeden Fall erhöht die Kontrolle der Tics durch das Medikament die Chance einer besseren familiären Interaktion sowie günstigerer Rahmenbedingungen für die Persönlichkeitsentwicklung eines TS-Kindes.

Kann eine Psychotherapie helfen?

Stets sollte bei allen Störungen, Auffälligkeiten und Erkrankungen sowohl bei Kindern als auch bei Erwachsenen folgender Grundsatz gelten: erst die Diagnose und dann die Therapie. Diese Anmerkung erscheint an dieser Stelle besonders wichtig und notwendig. Viele Tourette-Betroffene mußten die leidvolle Erfahrung einer jahrelangen nutzlosen und oft belastenden psychoanalytisch orientierten Psychotherapie machen, ohne daß zuvor die Diagnose TS gestellt worden war, weil man bei ihnen irrtümlich annahm, es handele sich um eine Nervosität oder Tics als Ausdruck einer emotionalen Störung.

Daher unser eindringlicher Rat:

(1) eine Psychotherapie (wie auch jede andere Therapie) nur nach gestellter Diagnose und nicht ohne Diagnose unter der Vorstellung, „es wird schon helfen und nicht schaden".

(2) eine Psychotherapie nur dann, wenn der Therapeut ausdrücklich anerkennt, daß der Hintergrund des Tourette-Syndroms primär organischer Natur ist.

(3) eine Psychotherapie nur, wenn eine Indikation dafür besteht.
Das TS „alleine" ist keine Indikation für eine psychoanalytisch orientierte Psychotherapie

(4) eine Verhaltenstherapie kann zu einer Symptomlinderung führen. Beispielsweise kann ein Entspannungstraining, aber auch die Anleitung zu körperlicher Aktivität, oder ein Elterngespräch zu einer Reduktion von Streßfaktoren führen, wodurch wiederum eine Reduktion von Symptomen einschließlich motorischer und vokaler Tics möglich ist. Stets sollte die Therapie in enger Absprache mit dem behandelnden Arzt erfolgen.

Empfehlungen für den Alltag

Welches ist die richtige Schulform?

Tourette-betroffene Kinder haben in der Regel eine durchschnittliche, nicht selten auch eine überdurchchnittliche Intelligenz. Übliche Intelligenztests zur Bestimmung des Intelligenzquotienten (IQ) können fehlerhafte Ergebnisse liefern, wenn das Lösen der Aufgaben durch Tics oder Störungen der Aufmerksamkeit beeinträchtigt wird.

Grundsätzliche Schulempfehlungen können nicht gegeben werden. Zunächst sollte eine Regelbeschulung erfolgen. Sollte eine starke Symptomausprägung den „normalen" Schulbesuch unmöglich machen, können sich eine vorübergehende Schulbefreiung, das Wiederholen der Klasse und damit eine vorübergehende Minderung der Anforderungen oder eine Umschulung in eine Schule mit besonders kleinen Klassen günstig auswirken. Ein Schulwechsel kann zu einer Symptomverstärkung führen, im Einzelfall aber auch die Chance eines „Neubeginns" sein.

Nachhilfeunterricht oder Hausaufgabenüberwachung können günstig sein (beispielsweise bei erhöhter Ablenkbarkeit), können jedoch auch zu Überforderung und einer Symptomzunahme durch ständigen Leistungsdruck führen. In schwierigen Fällen kann ein gemeinsames Gespräch mit Lehrern, Eltern, Arzt und - je nach Alter - dem betroffenen Kind zu einer Lösung führen.

Gibt es Einschränkungen beim Schulsport?

Hinsichtlich der Sportausübung bestehen keinerlei Einschränkungen. Im Gegenteil: der Sport stellt oft eine gute Möglichkeit dar, sich „abzureagieren". Häufig können sich die Betroffenen beim Sport „austicen". ohne daß dies beispielsweise beim Fußballspielen Außenstehenden besonders auffällt. Der Sport bietet manchmal eine gute Gelegenheit, um dem Tourette-betroffenen Kind Erfolgserlebnisse zu ermöglichen. Auch beim Bestehen starker motorischer Tics ist die Sportausübung zumeist nicht beeinträchtigt. Ein gutes Beispiel ist der Tourette-betroffene amerikanische Basketballstar der NBA Mahmoud Abdul-Rauf, der trotz seiner begleitenden Zwänge hervorragende Leistungen vollbringt.

Dürfen Tourette-Betroffene Fahrrad, Mofa und Auto fahren?

Auch gegen das Rad-, Motorrad- und Autofahren bestehen keine grundsätzlichen Einwände. Viele Tourette-Betroffene nehmen seit Jahren ohne Schwierigkeiten am Straßenverkehr teil. Vor dem Ablegen entsprechender Fahrprüfungen empfiehlt es sich, ein ärztliches Zeugnis von dem behandelnden Arzt einzuholen. So können etwaige Schwierigkeiten zumeist im Vorfeld beseitigt werden.

Gibt es besondere Berufsempfehlungen?

Jeder Mensch - mit und ohne Tourette-Syndrom - sollte sich einen Beruf entsprechend seinen Fähigkeiten aussuchen. Der TGD (Tourette-Gesellschaft Deutschland e.V.) gehören Betroffene mit ganz unterschiedlichen Berufen an, wie Musiker, Ingenieur, Arzt, Arbeiter, Landwirt, Pädagoge, Metzger, Polizist. Bei nach außen deutlich sicht- und hörbaren Tics kann ein Beruf mit viel Kundenverkehr problematisch sein.

Müssen Tourette-Betroffene zur Bundeswehr?

In den USA ist vom Verteidigungsministerium generell geregelt, daß Tourette-Betroffene keinen Wehrdienst leisten müssen. In Deutschland gibt es bisher keine derartigen Richtlinien. Unter den Tourette-Experten in Deutschland herrscht jedoch Einigkeit, daß auch bei uns kein Wehrdienst geleistet werden sollte (man denke z.B. an Schikanen, an regelmäßige Medikamentenversorgung oder eine Symptomverschlechterung und damit verbundene geringere Einsatzbereitschaft in Belastungssituationen). Bewährt hat sich zur Zeit die Praxis, daß der Betroffene ein ärztliches Gutachten zur Musterungsuntersuchung vorlegt.

Gilt das Tourette-Syndrom als „Behinderung"?

Auch wenn der Begriff „Behinderung" unschön ist - das Tourette-Syndrom ist versorgungsamtsrechtlich als „Schwerbehinderung“ anerkannt. Betroffene und natürlich auch schon Kinder können daher beim zuständigen Versorgungsamt einen entsprechenden Antrag stellen. In der Regel werden - je nach Symptomausprägung - zwischen 50-80% als Grad der Behinderung anerkannt. Es ist jeweils im Einzelfall zu prüfen, ob ein derartiger Antrag in der jeweiligen Ausbildungs- und Berufssituation vor- oder nachteilig ist.

Literatur

Für alle interessierten Personen:

Döpfner, M., Rothenberger, A.: Zwangsstörungen bei Kindern und Jugendlichen - Fragen und Antworten. Eine Information für Betroffene und ihre Eltern. Deutsche Gesellschaft für Zwangserkrankungen (1997).

Hilfiker, G.: Hört mich denn keiner? Biograph, Lantsch/Lenz, Schweiz (1996).

Rapoport, J.L.: Der Junge, der sich immer waschen mußte - Wenn Zwänge den Tag beherrschen. MMV Medizin, München (1993).

Rothenberger, A.: Wenn Kinder Tics entwickeln. Fischer, Stuttgart, New York (1991).

Hartung, S.: ...sonst bin ich ganz normal - Leben mit dem Tourette-Syndrom. Rasch und Röhring, Hamburg (1995).

Sacks, 0. : Witty Ticcy Ray. In: Der Mann, der seine Frau mit einem Hut verwechselte, 130-142. Rowohlt, Reinbeck (1990).

Sacks, 0.: Das Leben eines Chirurgen. In: Eine Anthropologin auf dem Mars, 118 - 158. Rowohlt, Reinbeck (1995).

Ulrike S., Crombach G., Reinecker, H.: Der Weg aus der Zwangserkrankung. Vandenhoeck & Ruprecht, Göttingen (1996).

Für Fachleute

Banaschewski, T. , Rothenberger, A.: Verhaltenstherapie bei Tic-Störungen. In: E Petermann (Hg.), Kinderverhaltenstherapie, 204-243. Schneider, Hohengehren (1997).

Barkley, R.A.: Attention Deficit Hyperactivity Disorder. Guilford, New York London (1990).

Chase, T.N., Friedhoff, A.J., Cohen, D.J.: Tourette-Syndrome: genetics, neurobiology, and treatment. Advances in Neurology, Vol. *58,* Raven, New York (1992).

Kurlan, R. (ed.): Handbook of Tourettes´s Syndrome and related tic and behavioral disorders. Marcel Dekker, New York (1993)

Müller-Vahl, K., Kolbe, H., Dengler, R.: Gilles de la Tourette Syndrom - Eine ak-

tuelle Übersicht. Aktuelle Neurologie, 24, 12-19 (1997).
Rothenberger, A.: Tourette-Syndrom und assozuerte neuropsychiatrische Auffälligkeiten. Zeitschrift für Klinische Psychologie, 25, 259-279 (1996).
Steinhausen, H.-Ch. (Hrsg.): Hyperkinetische Störungen im Kindes- und Jugendalter. Kohlhammer, Stuttgart (1995).
Süllwold, L., Herrlich, J., Volk, 5.: Zwangskrankheiten. Kohlhammer, Stuttgart (1994).

Adressen:

Tourette-Gesellschaft Deutschland e.V.
c/o Prof. Dr. A. Rothenberger Universität Göttingen
Klinik und Poliklinik für Kinder- und Jugendpsychiatrie Von-Siebold-Str. 5 37075 Göttingen Telefon: 0551-39-6727 Fax: 0551-39-8120 e-mail: arothen@gwdg.de

Deutsche Gesellschaft Zwangserkrankungen e.V.
Katharinenstr. 45
49078 Osnabrück
Telefon: 0541-409-6633; Fax:0541-409-6635

THOP - ein multimodales Therapieprogramm zur Behandlung von Kindern mit hyperkinetischem und oppositionellem Problemverhalten

Von Prof. Dr. Manfred Döpfner

Klinik und Poliklinik für Psychiatrie und Psychotherapie des Kindes- und Jugendalters der Universität zu Köln (Direktor: Prof. Dr. G. Lehmkuhl)

Modifizierte und erweiterte Fassung des Artikels von: Döpfner, M., Schürmann, S., Frölich, J., Quast, C., Wolff Metternich, T. & Lehmkuhl, G. (1997). THOP - das Therapieprogramm zur Behandlung von Kindern mit hyperkinetischem und oppositionellem Problemverhalten. Kindheit & Entwicklung 6, 230 - 246.

Anschrift:
Prof. Dr. sc. hum. Manfred Döpfner
Klinik und Poliklinik für Psychiatrie und
Psychotherapie des Kindes- und Jugendalters
der Universität zu Köln
Robert-Koch-Str. 10
50931 KÖLN

1 Die multimodale Therapie von Kindern mit hyperkinetischen Störungen

Hyperkinetische Störungen und oppositionelle Verhaltensstörungen gehören zu den häufigsten Störungsbildern im Kindes- und Jugendalter. Sie sind im Vergleich zu emotionalen Störungen relativ stabil und ihre Behandlung ist in der Regel auch schwieriger. Beide Störungsbilder können unabhängig voneinander und gemeinsam auftreten. Treten sie gemeinsam auf, dann gilt die hyperkinetische Störung als die basale Problematik und die oppositionelle Verhaltensstörung als Folgesymptomatik.

Bei **Hyperkinetischen Störungen** bzw. **Aufmerksamkeitsdefizit- / Hyperaktivitätsstörungen** sind in der Regel mehrere Funktions- und Lebensbereiche beeinträchtigt. Neben den Kernsymptomen (Aufmerksamkeitsstörung, Impulsivität und Hyperaktivität), die in unterschiedlicher Intensität in verschiedenen Lebensbereichen (Familie, Schule, Gleichaltrigengruppe) auftreten können, liegen gehäuft nicht nur oppositionelle und aggressive Verhaltensstörungen sondern auch emotionale Auffälligkeiten, Schulleistungsstörungen sowie Störungen der Familieninteraktionen und der Familienbeziehungen vor (vgl. Döpfner, 1999). Es verwundert daher nicht, daß bei diesem Störungsbild mit einem isolierten Behandlungsansatz häufig nicht die gewünschten Effekte erzielt werden, sondern daß eine **multimodale Therapie, eine Kombination mehrerer Behandlungsansätze** als notwendig erachtet wird. Dabei ist zunächst zwischen verhaltens- und psychotherapeutischen Ansätzen einerseits und pharmakologischen Behandlungsformen andererseits zu unterscheiden.

Bei der Planung einer multimodalen Behandlung und der Auswahl der Interventionsformen sollte ein Grundprinzip berücksichtigt werden: Die Situationsspezifität der Symptomatik und ihre vielfältigen Ausprägungsformen gebieten, daß die Therapie dort anzusetzen hat, wo die Probleme auftreten - beim Kind, in der Familie, in der Schule, bei den Aufmerksamkeitsschwächen, der Impulsivität, der Hyperaktivität oder der Aggressivität. Dieses Prinzip ist deshalb von außerordentlicher Bedeutung, weil eine Generalisierung von Therapieeffekten von einem Lebensbereich auf den anderen oder von einer Störungsform auf die andere bestenfalls unvollständig, häufig aber gar nicht gelingt (Döpfner, 1997).

Das **Therapieprogramm für Kinder mit hyperkinetischem und oppositionellem Problemverhalten (THOP)** (Döpfner et al., 1998) ist ein multimodales Interventionsprogramm, bei dem je nach Indikation verhaltenstherapeutische Interventionen in der Familie, im Kindergarten bzw. in der Schule und beim Kind selbst mit medikamentösen Interventionen kombiniert werden können. Abbildung 1 (Seite 74) stellt einen Entscheidungsbaum zur Planung einer **multimodalen Therapie bei Schulkindern mit hyperkinetischen Störungen** im Rahmen von THOP dar.

Grundlage jeder therapeutischen Intervention ist die **Aufklärung und Beratung** der Eltern und auch in altersangemessener Form des Kindes selbst. Die Aufklärung bezieht sich auf Informationen über das Störungsbild, die Diagnose, die möglichen Ursachen, den vermutlichen Verlauf und über die möglichen Behandlungsansätze. Die Beratung der Eltern sollte allgemeine Strategien des Umgangs mit dem Kind ebenso umfassen, wie die Berücksichtigung von anderen Belastungen (beispielsweise Partnerschaftsprobleme). Aufklärung und Beratung sind Bestandteil von THOP.

Eine **primäre medikamentöse Therapie mit Psychostimulanzien** ist dann indiziert, wenn eine ausgeprägte und situationsübergreifende hyperkinetische Symptomatik (in der Familie, in der Schule und in der Untersuchungssituation beobachtbar) diagnostiziert wurde, unter der sich eine krisenhafte Zuspitzung in der Schule und/oder der Familie entwickelt hat und wenn keine Kontraindikationen für eine

Abbildung 1: Entscheidungsbaum zur Planung einer multimodalen Therapie bei external auffälligen Schulkindern (nach Döpfner et al., 1998).

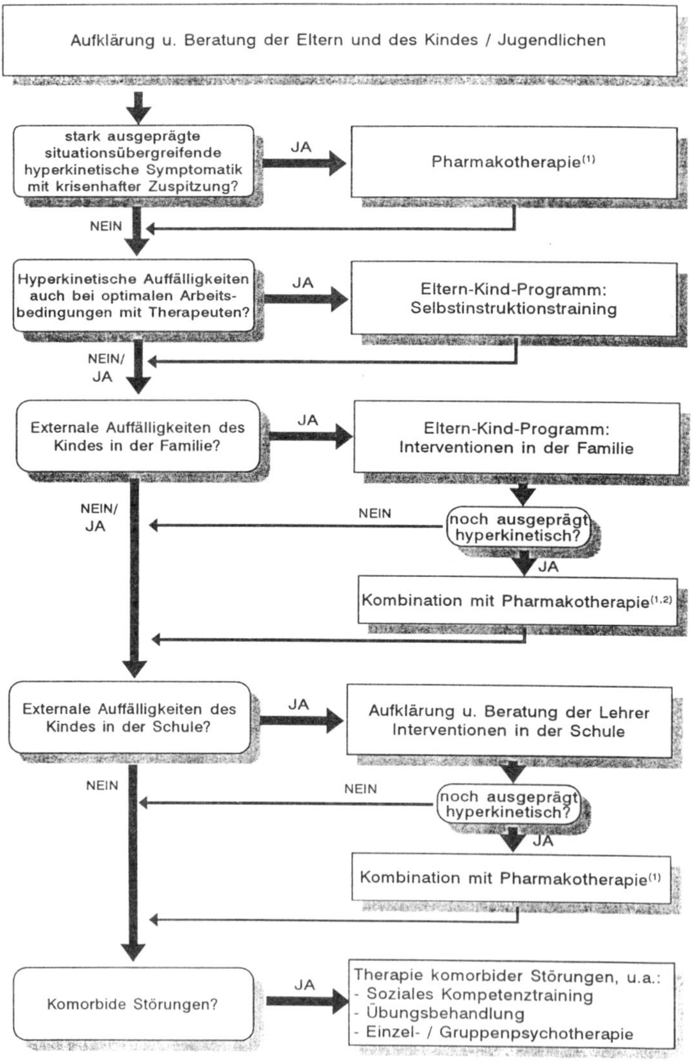

(1) Soweit keine Kontraindikation vorliegt

(2) Wenn hyperkinet. Störung nicht auf familiären Kontext beschränkt ist

Stimulanzientherapie vorliegen. Eine krisenhafte Entwicklung zeigt sich typischerweise darin, daß die weitere Beschulung des Kindes unmittelbar bedroht ist. Die Symptome sind also so massiv ausgeprägt , daß die Situation von der Klassenlehrerin/dem Klassenlehrer nicht mehr bewältigt werden kann. Hausaufgaben lassen sich in der Familie oft nur noch mit höchstem Aufwand bewältigen. Solche Situationen erfordern möglichst rasche Symptomminderung, die durch Stimulanzientherapie am ehesten erreicht werden kann. Erfolge verhaltenstherapeutischer Interventionen sind mit einer größeren Zeitverzögerung verbunden und bei massiven Störungen im allgemeinen schwerer zu erzielen.

Liegt eine krisenhafte Zuspitzung aufgrund hyperkinetischer Symptome nicht (mehr) vor und sind ausgeprägte Aufmerksamkeitsstörungen und Impulsivität auch unter optimalen Arbeitsbedingungen in der Untersuchungssituation zu beobachten, dann kann ein **Selbstinstruktionstraining** indiziert sein. Das Kind ist dann typischerweise nicht in der Lage, auch bei dem Angebot von attraktiven Belohnungen Hausaufgaben über eine der Klassenstufe des Kindes angemessene Zeit mit angemessenem Arbeitstempo organisiert durchzuführen. Meist lassen sich diese Probleme bereits bei der Durchführung der Intelligenz- und Leistungstests beobachten. Zur Absicherung ist es jedoch sinnvoll, daß das Kind unter den genannten optimalen Rahmenbedingungen gemeinsam mit dem Therapeuten seine Hausaufgaben durchführt. Die klinische Wirksamkeit von Selbstinstruktionstrainings, die auf den Aufbau von reflexiven Arbeitsstrategien zielen, konnte in der Mehrzahl der Studien nicht eindeutig belegt werden (vgl. Abikoff, 1985; 1987; Döpfner, 1999). Nach den vorliegenden Ergebnissen kommt diesem Ansatz zwar keine zentrale Bedeutung in der multimodalen Behandlung zu, er kann aber eine ergänzende Rolle spielen. Ist ein Selbstinstruktionstraining indiziert, dann sollten zunächst etwa vier Sitzungen durchgeführt werden, um abschätzen zu können, ob das Kind von dieser Therapie profitieren kann. Lassen sich in diesem Zeitraum keine Verhaltensänderungen während der Trainingssitzungen erreichen, dann ist eine Weiterführung des Trainings in der Regel nicht indiziert. Da prinzipiell nicht von vornherein erwartet werden kann, daß durch das Selbstinstruktionstraining die meisten Auffälligkeiten in der Familie und in der Schule vermindert werden können, ist es grundsätzlich sinnvoll, parallel Interventionen in der Familie und in der Schule durchzuführen und nicht den Effekt eines isolierten Selbstinstruktionstrainings abzuwarten.

Sind bei optimalen Arbeitsbedingungen in der Untersuchungssituation keine ausgeprägten hyperkinetischen Auffälligkeiten beobachtbar (was bei älteren Kinder eher die Regel ist), dann verfügt das Kind prinzipiell über entsprechende Selbststeuerungsfähigkeiten, ein Selbstinstruktionstraining ist daher auch nicht indiziert. In diesem Fall sind ausschließlich Interventionen angezeigt, die unmittelbar in dem Lebensbereich ansetzen, in dem die Probleme auftreten. Liegen hyperkinetische oder oppositionelle / aggressive (externale) Auffälligkeiten des Kindes in der **Familie** vor, dann sind **Interventionen in der Familie** indiziert. Zeigt das Kind danach auch weiterhin ausgeprägte hyperkinetische Auffälligkeiten in der Familie, dann kann die Kombination mit **Stimulanzien** indiziert sein. Dies erscheint jedoch nur dann angezeigt, wenn hyperkinetische Auffälligkeiten auch in der Schule auftreten. Ist das nicht der Fall, wird die Störung vermutlich durch spezifische familiäre Bedingungen aufrecht erhalten, die es mit anderen Interventionen zu behandeln gilt. Treten hyperkinetische oder oppositionelle / aggressive (externale) Verhaltensstörungen im **Unterricht** auf, dann sind **verhaltenstherapeutische Interventionen in der Schule** indiziert. Sind diese Interventionen nicht oder nicht hinreichend erfolgreich, dann wird alternativ oder ergänzend mit **Stimulanzien** behandelt.

Bei Kindern, die sowohl in der Familie als auch in der Schule Auffälligkeiten zeigen, sollten Interventionen in der Familie und in der Schule parallel durchgeführt werden, da Generalisierungen von einem Lebensbereich auf den anderen nicht von vornherein erwartet werden können. Interventionen im Kindergarten bzw. in der Schule und Interventionen in der Familie, die hauptsächlich auf operanten Methoden beruhen, haben sich in einer Vielzahl von Studien bei hyperkinetisch auffälligen Kindern als wirkungsvoll erwiesen. Vor allem bei oppositionell und aggressiv auffälligen Kindern wurden ausführliche Studien durchgeführt und deutliche Effekte nachgewiesen, deren Stabilität sich bis zu 10;6 Jahren nach Behandlungsende belegen ließen (vgl. Döpfner, 1999).

Eine primäre oder ergänzende Therapie mit Psychostimulanzien ist nach unserer Erfahrung bei mindestens einem Drittel der Kinder mit hyperkinetischen Störungen bzw. Aufmerksamkeitsdefizit- / Hyperaktivitätsstörungen notwendig, vor allem um die Auffälligkeiten in der Schule erfolgreich zu vermindern.

Schließlich können, wie Abbildung 1 zeigt, **weitere Interventionen** indiziert sein, wenn komorbide Störungen weiterhin persistieren. So kann ein soziales Kompetenztraining indiziert sein, wenn nach diesen Interventionen aggressive Verhaltensauffälligkeiten (vor allem gegenüber Gleichaltrigen) persistieren. Zur Behandlung weiterer komorbider Störungen (vor allem Teilleistungsschwächen und emotionale Auffälligkeiten) können entsprechende ergänzende Interventionen notwendig sein.

Die **multimodale Behandlung von Kindern im Vorschulalter** (siehe Abb. 2, S 77) unterscheidet sich von den Interventionen im Schulalter erstens in der Indikation für Pharmakotherapie. Der amerikanische Fachverband der Kinder- und Jugendpsychiater (American Academy of Child and Adolescent Psychiatry, 1991) und eine Arbeitsgruppe des europäischen Netzwerkes für hyperkinetische Störungen (Taylor, 1998) empfehlen in ihren Behandlungsrichtlinien bei Vorschulkindern in erster Linie Elterntraining, flankierende Maßnahmen und Plazierung in speziellen Vorschuleinrichtungen. Eine medikamentöse Therapie sollte erst erwogen werden, wenn diese Interventionen nicht ausreichen. Die vorliegenden Studien lassen zudem den Schluß zu, daß Pharmakotherapie bei hyperkinetisch auffälligen Vorschulkindern weniger wirkungsvoll ist als im Schulalter (vgl. Döpfner et al., 1996a).

Abbildung 2: Entscheidungsbaum zur Planung einer multimodalen Therapie bei external auffälligen Kindern im Kindergartenalter (nach Döpfner et al., 1998).

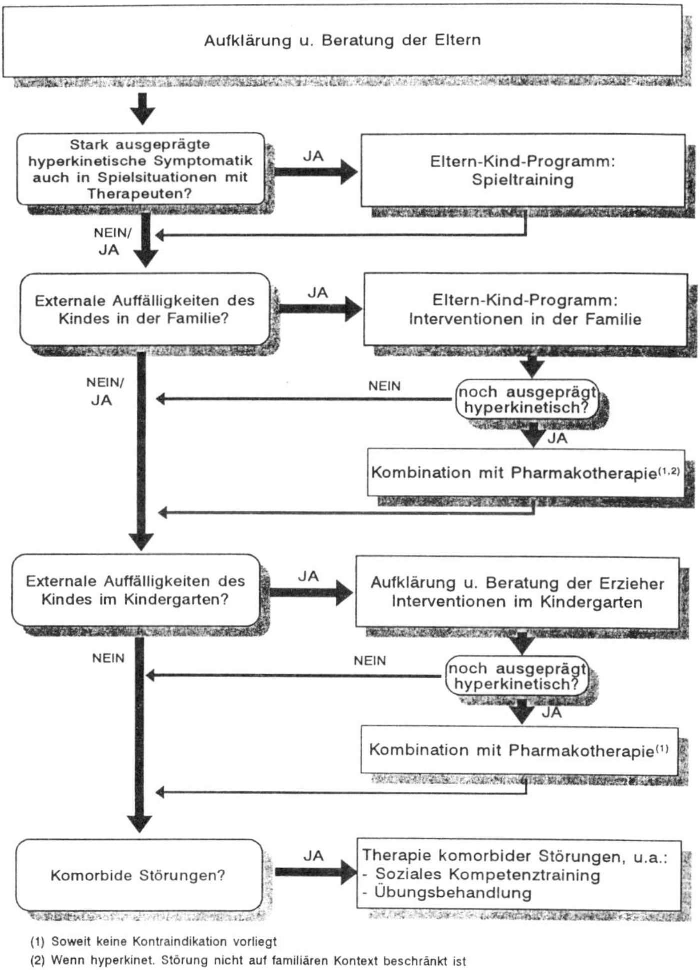

(1) Soweit keine Kontraindikation vorliegt
(2) Wenn hyperkinet. Störung nicht auf familiären Kontext beschränkt ist

Außerdem liegt bei Vorschulkindern zwar häufiger eine ausgeprägte situationsübergreifende hyperkinetische Symptomatik vor als im Schulalter; eine krisenhafte Zuspitzung in der Schule und der Familie, wie sie bei Schulkindern zu beobachten ist, findet jedoch weniger häufig statt. Dies liegt sicher daran, daß die Anforderungen und Erwartungen an das Vorschulkind hinsichtlich seiner Selbststeuerungsfähigkeit weitaus geringer sind als im Schulalter. Kindergärten können darüber hinaus in der Regel flexibler auf die Probleme external auffälliger Kinder reagieren als Schulen. Falls sich dennoch ein solche krisenhafte Entwicklung einstellt, sind zunächst Plazierungen in Sondereinrichtungen oder teilstationäre Interventionen zu erwägen (vgl. Döpfner, 1993a,b).

Außerdem können bestimmte Interventionen im Vorschulalter aufgrund des Entwicklungsstandes der Kinder nicht durchgeführt werden. Dies gilt vor allem für Techniken der Selbstinstruktionstrainings, für Selbstmanagement-Methoden und bedingt auch für soziale Kompetenztrainings. Sind ausgeprägte motorische Unruhe, Aufmerksamkeitsstörungen und Impulsivität auch in Spielsituationen mit dem Therapeuten zu beobachten, dann ist ein **Spieltraining** angezeigt, das darauf abzielt, intensiveres und ausdauernderes Spielverhalten aufzubauen. Auch beim Spieltraining kann nicht von vornherein erwartet werden, daß sich dadurch die meisten Auffälligkeiten in der Familien oder im Kindergarten bewältigen lassen. Deshalb ist es sinnvoll, parallel weitere Interventionen in der Familie bzw. im Kindergarten durchzuführen. Sind diese Maßnahmen nicht hinreichend erfolgreich, dann ist die Kombination mit einer Stimulanzientherapie indiziert. Falls in der Spielsituation mit dem Therapeuten unter optimalen Bedingungen keine ausgeprägten hyperkinetischen Verhaltensweisen auftreten, ist ein Spieltraining nicht indiziert, sondern sind Interventionen in der Familie bzw. im Kindergarten angezeigt, um die dort auftretenden externalen Verhaltensauffälligkeiten zu vermindern.

Ausgangspunkt der Interventionen in der Familie und im Kindergarten / in der Schule ist der in Abbildung 3 (S. 79) dargestellte Teufelskreis, in den Eltern und andere erwachsene Bezugspersonen geraten, wenn sie mit hyperkinetischen und/oder oppositionell auffälligen Kindern zusammen sind.

Aufforderungen und Grenzsetzungen der Eltern, aber auch von anderen erwachsenen Bezugspersonen (Erzieherin, Lehrer) werden von aufmerksamkeitsgestörten und impulsiven Kindern und auch von oppositionell auffälligen Kindern gehäuft nicht beachtet. Im allgemeinen wiederholen Eltern ihre Aufforderungen dann mehrfach. Die Wahrscheinlichkeit, daß diese Kinder die Aufforderung wiederum nicht befolgen, ist erhöht. Kommt es aber einmal dazu, daß das Kind eine Aufforderung befolgt, dann beachten die Eltern dies nicht, entweder weil sie meinen, das folgsame Verhalten ihres Kindes sei schließlich mehr als selbstverständlich oder weil sie endlich das tun wollen, was durch die Beschäftigung und Auseinandersetzung mit

Abbildung 3: Der Teufelskreis: Entwicklung negativer Interaktionen hyperkinetischen Kindern (nach Döpfner et al., 1998).

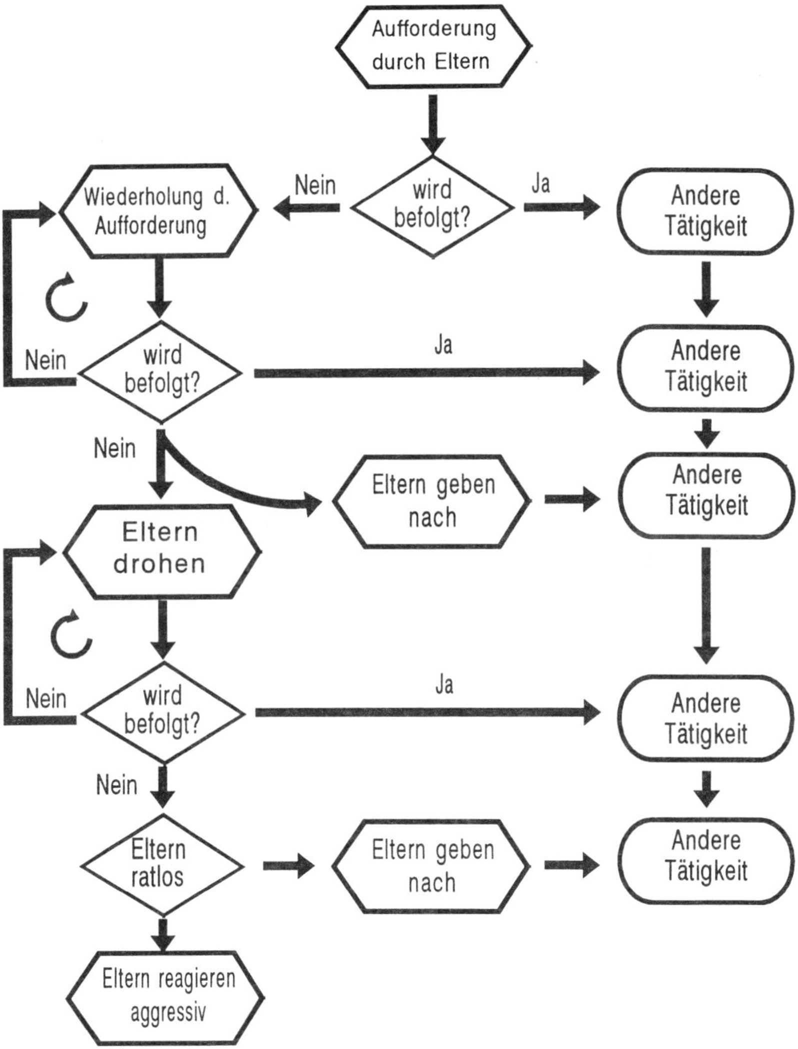

dem Kind liegengeblieben ist. Auffälliges, nämlich nicht folgsames Verhalten des Kindes hat jedenfalls vermehrte, wenn auch negativ getönte, Aufmerksamkeit zur Folge. Angemessenere Handlungen dagegen werden kaum beachtet. Die Spirale des familiären Konfliktes kann sich natürlich noch weiter drehen und dies wird auch zunehmend häufiger geschehen: Eltern beginnen (meist sehr impulsiv) zu drohen, das Kind reagiert wieder nicht, sie werden schließlich ratlos und geben entweder nach oder sie werden ungezielt aggressiv. Beides hat zur Folge, daß mangelnde Regelbefolgung, oppositionelles und aggressives Verhalten des Kindes eher noch zunehmen. Das Kind wird nämlich durch das Nachgeben der Eltern letztendlich für sein oppositionelles Verhalten belohnt (negativ verstärkt) oder es bekommt durch das Vorbild der Eltern am eigenen Leibe zu spüren, daß Aggressivität sich lohnt, zumindest dann, wenn der andere schwächer ist. Vielleicht wird es zu Hause in besonders kritischen Situationen eher zum Nachgeben neigen; außerhalb der Familie, auf der Straße, wird es jedoch das in der Familie gelernte aggressive Verhalten gegenüber Schwächeren häufiger einsetzen. In der Bilanz überwiegen die negativen Eltern-Kind-Interaktionen gegenüber positiven Interaktionen.

Diese Interaktionsformen lassen sich, wie bereits erwähnt, nicht nur zwischen Eltern und Kind, sondern auch zwischen Erzieher(in) und Kind bzw. zwischen Lehrer(in) und Kind beobachten. Das Interaktionsschema verdeutlicht die Ansatzpunkte von Interventionen in der Familie, im Kindergarten oder in der Schule. Zur Unterbrechung der dysfunktionalen Interaktionsmuster werden im Wesentlichen drei Strategien eingesetzt:

- der Aufbau positiver Erzieher-/ Lehrer-/ Eltern-Kind-Interaktionen;
- die Anwendung positiver Verstärkung zur Verminderung umschriebener Verhaltensprobleme;
- der geplante Einsatz von negativen Konsequenzen, wenn positive Verstärkung nicht hinreichend erfolgreich ist.

Dabei ist entscheidend, daß diese allgemeinen Strategien auf die spezifischen Bedingungen bei Kindern mit hyperkinetischen bzw. oppositionellen Verhaltensstörungen angepaßt werden.

Voraussetzung für die Durchführung des Therapieprogrammes ist eine differenzierte Verhaltens-, Leistungs- und Familiendiagnostik. Eine ausführliche Leistungsdiagnostik ist vor allem dann indiziert, wenn Hinweise auf Entwicklungsdefizite oder schulische Leistungsprobleme vorliegen. Mithilfe der Familiendiagnostik werden familiäre Beziehungsmuster und Beziehungsstörungen erfaßt. Im Rahmen des Therapieprogramms für Kinder mit hyperkinetischen und oppositionellem Problemverhalten (THOP) werden mehrere Verfahren eingesetzt, die dieser differenzierten Diagnostik dienen.

2 Das Therapieprogramm für Kinder mit hyperkinetischem und oppositionellem Problemverhalten (THOP)

Das Therapieprogramm für Kinder mit hyperkinetischem und oppositionellem Problemverhalten (THOP) (Döpfner et al., 1998) kann zur Behandlung von Kindern im Alter von drei bis etwa zwölf Jahren eingesetzt werden. Es wurde im Rahmen der **Kölner Multimodalen Therapiestudie bei Kindern mit hyperkinetischen Störungen** entwickelt (Döpfner & Lehmkuhl, 1995a). Das Programm ist auch bei Kindern mit ausschließlich oppositionellen Verhaltensstörungen einsetzbar.

- THOP besteht aus zwei Teilprogrammen: dem **Eltern-Kind-Programm**, das auf die Verminderung von hyperkinetischen und oppositionellen Verhaltensstörungen in der Familie abzielt und das Eltern und Kind anleitet, Problemsituationen in der Familie zu bewältigen;
- den **Interventionen im Kindergarten und in der Schule**, die auf die Verminderung von hyperkinetischen und oppositionellen Verhaltensstörungen in diesen Lebensbereichen abzielen.

Das Eltern-Kind-Programm

Das Eltern-Kind-Programm besteht aus 21 Behandlungsbausteinen, die in sechs Themenkomplexen gruppiert und in denen zwei Interventionsformen miteinander verknüpft sind:

- die **familienzentrierten Interventionen** und
- die **kindzentrierten Interventionen**.

Die kindzentrierten Interventionen und die familienzentrierten Interventionen eines jeden Therapiebausteins sind aufeinander bezogen und werden miteinander kombiniert.

Bei den **familienzentrierten Interventionen** steht die Arbeit mit den Eltern im Mittelpunkt und das Kind wird je nach Behandlungsbaustein, Problematik und Alter unterschiedlich stark integriert. Je älter das Kind ist, um so stärker wird es generell in die familienzentrierten Interventionen einbezogen. Wenige Behandlungsbausteine werden in der Regel ausschließlich mit den Eltern durchgeführt. Die familienzentrierten Interventionen stellen das Kernstück des Eltern-Kind-Programmes dar. Sie können auch unabhängig von den kindzentrierten Interventionen durchgeführt werden. Die familienzentrierten Interventionen leiten die Eltern zur Durchführung von Interventionen in der Familie an. Diese dienen dazu, die Eltern-Kind-Beziehung zu verbessern und problematische Verhaltensweisen des Kindes in der Familie zu vermindern.

Bei den **kindzentrierten Interventionen** steht die therapeutische Arbeit mit dem Kind im Mittelpunkt, die Eltern werden jedoch auch hier integriert. Die kindzentrierten Interventionen werden nicht unabhängig von den familienzentrierten Interventionen durchgeführt. Unter den kindzentrierten Interventionen des Eltern-Kind-Programmes werden zwei Behandlungsansätze subsumiert:

- Die Geschichten von "**Wackelpeter & Trotzkopf**" stellen eine Ergänzung zu den familienzentrierten Interventionen dar. In kindgemäßen Kurzgeschichten werden die Inhalte der einzelnen Behandlungsbausteine mit dem Kind erarbeitet. Ziel dieser Geschichten ist es, das Kind stärker in die familienzentrierten Interventionen zu integrieren. Peter, das Kind, das von allen Wackelpeter oder Trotzkopf genannt wird, dient als Bewältigungsmodell. Zunächst werden typische familiäre und schulische Problemsituationen beschrieben, mit denen sich der Patient identifizieren kann. Dann wird die Bewältigung dieser Situation mit Unterstützung einer Therapeutin dargestellt und das Kind wird motiviert, sich aktiv an den Interventionen in der Familie zu beteiligen. Dieser Ansatz ist für Kinder ab dem Schulalter geeignet. Die Bearbeitung der Geschichten dauert in der Regel etwa 20 Minuten und wird in die familienzentrierten Interventionen integriert. Tabelle 1 (S. 83) zeigt einen Ausschnitt aus dem ersten Kapitel von "Wackelpeter & Trotzkopf".
- In drei weiteren Behandlungsbausteinen kann der Therapeut ein Spieltraining bzw. ein Selbstinstruktionstraining mit dem Kind durchführen oder er erarbeitet mit dem Kind eine sogenannte Selbstmanagement-Intervention. Im Verlauf dieser Interventionen werden die Eltern in die Behandlung integriert und als Kotherapeuten angeleitet. Das Spieltraining ist vor allem für Kinder im Vorschulalter geeignet, während das Selbstinstruktionstraining und Selbstmanagement für Schulkinder indiziert sein kann.

Ziel der Eltern-Kind-Programmes sind Veränderungen der alltäglichen Eltern-Kind-Interaktionen auf der Mikroebene (Microteaching), die als notwendige Voraussetzungen für eine umfassende Verminderung der Verhaltensprobleme des Kindes in der Familie angesehen werden. Das familiäre und psychosoziale Bedingungsgefüge (Makroebene), in dem diese Interaktionen stattfinden, darf jedoch dabei nicht übersehen werden. Erfolgreiche und vor allem stabile Veränderungen auf der Mikroebene lassen sich nur erreichen, wenn sie auf der Makroebene verankert sind. Ausgangspunkt der Therapie ist deshalb das familiäre Bedingungsgefüge, das gemeinsam mit den Eltern erarbeitet wird. Dabei werden neben den Eigenschaften, Temperamentsmerkmalen und Bedürfnissen des Kindes auch Eigenschaften, Temperamentsmerkmale, psychische Auffälligkeiten und Bedürfnisse der Eltern sowie familiäre Belastungen (z.B. durch Partnerschaftsprobleme, durch berufliche oder finanzielle Probleme) berücksichtigt (siehe Abb. 4, S. 84).

Tabelle 1: Auszug aus *Wackelpeter & Trotzkopf*, Kapitel 1

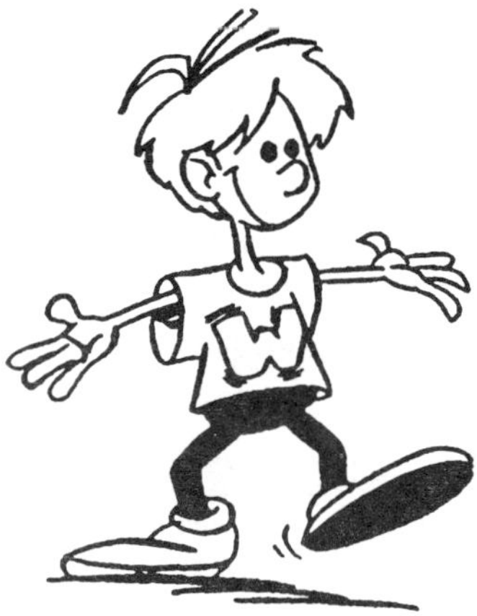

... Ich wurde nämlich gerade mal wieder ausgeschimpft. Es war an diesem Tag nicht das erste Mal. Es war auch nicht das fünfte Mal. Vielleicht war es schon das zehnte Mal. Und es wird wahrscheinlich auch nicht das letzte Mal gewesen sein.

Dies war nicht gerade ein guter Tag. Ich hatte mein Pausenbrot vergessen, obwohl mich meine Mutter noch daran erinnert hatte, es in meinen Schulranzen zu packen. Nun mußte ich Klaus aus meiner Klasse um die Hälfte von seinem Wurstbrot bitten. Letztes Mal hat mich das drei Fußballbilder gekostet.

In der Schule habe ich versucht, dieses dumme Mathe-Aufgabenblatt fertig zu machen, so wie es uns Frau Meier gesagt hatte. Ich hetzte durch die Aufgaben so schnell wie ich nur konnte, weil ich der Erste sein wollte, der in der Spielecke weiterbasteln darf. Aber ich beeilte mich so sehr, daß ich all die Plus- und Minus-Zeichen durcheinander gebracht habe. Ich mußte den ganzen Mist noch einmal von vorne machen! Dann sagte Frau Meier, daß ich auf dem Mathe-Blatt zu sehr herum gekritzelt habe. Und, jawohl, Du hast es erraten, ich mußte zurück an meinen Platz und alles nochmal neu machen. Ich habe es nie geschafft, in die Spielecke zu kommen.

...

Obwohl die anderen Kinder auch immer auf dem Schulhof toben, bekomme ich oft den meisten Ärger mit den Lehrern. Und auch bei den Kindern bin ich schon als der Wildeste verschrien. Manche lassen mich in den Pausen gar nicht mehr mitspielen. Die sagen, daß ich mich nicht an die Regeln halte und immer so schnell sauer werde. Aber natürlich werde ich sauer, wenn mich keiner mitspielen läßt.

Aber ich möchte wirklich keinen ärgern. Ich glaube, das verstehen die Erwachsenen einfach nicht. Selbst wenn ich es wirklich ganz "doll" versuche, kann ich nicht so gut aufpassen und meine Arbeit fertig machen, wie es die anderen Kinder tun. Manchmal schaffe ich es schon, aber es fällt mir so **unendlich** viel schwerer. Das ist einfach nicht fair! Es ist, als wenn ein Teil in mir sagt: "Paß jetzt auf!", während der andere Teil sagt: "Guck mal da draußen, ein Vogel!". Und nach draußen auf die Vögel zu schauen, ist viel interessanter als die meisten dieser Schulaufgaben. Weißt Du, ich glaube, wenn ich auch nur noch einen Stapel von diesen Aufgaben machen muß, fange ich an zu schreien, so lange, bis ich nicht mehr kann!

Abbildung 4:
Eltern-Kind-Programm: Makro- und Mikroperspektive (nach Döpfner et al., 1998).

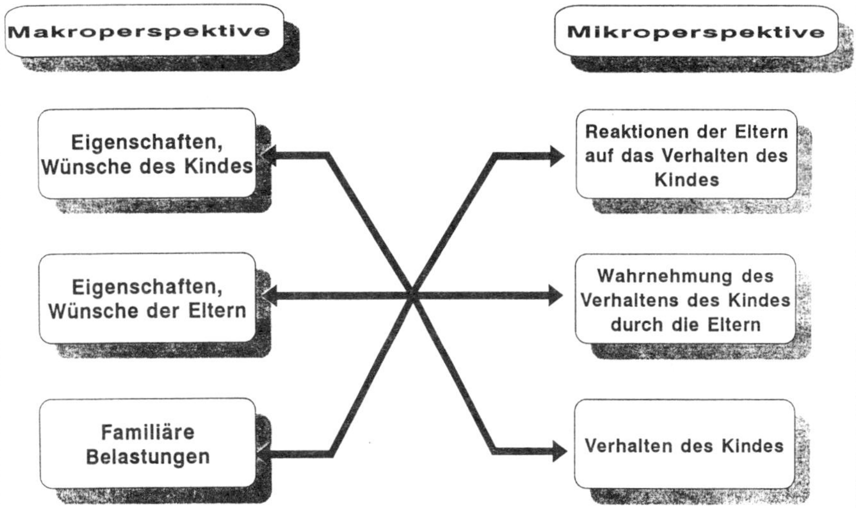

Die Verminderung weiterer Probleme und Belastungen in der Familie kann für die Verringerung der Verhaltensprobleme des Kindes von großer Bedeutung sein. Deshalb werden diese Probleme im Rahmen des Eltern-Kind-Programms bearbeitet. Bei tiefgreifenden und umfassenden Problemen, die den vorgegebenen Behandlungsrahmen sprengen (z.B. manifeste Depression der Mutter, Alkoholismus, ausgeprägte Partnerschaftsprobleme), sollen die Eltern zur Aufnahme geeigneter Therapien motiviert werden. Allerdings sind Makro- und Mikroebene im Allgemeinen zirkulär miteinander verknüpft, die Problembereiche bedingen sich also meist gegenseitig. Eine unidirektionale Interpretation der Bedingungszusammenhänge (die Depression der Mutter löst die Verhaltensprobleme des Kindes aus) und der daraus entwickelte unidirektionale Behandlungsansatz (zuerst müssen die Depressionen der Mutter behandelt werden) wird der Psycho- und Familiendynamik meist nicht gerecht. Deshalb sollten Interventionen zur Verminderung anderer Probleme in der Familie und Interventionen im Rahmen von THOP parallel durchgeführt werden.

Die 21 Therapiebausteine des Eltern-Kind-Programmes sind in sechs Themenkomplexen gruppiert. Tabelle 2 (S. 85) gibt eine Übersicht über die Themenkomplexe des Eltern-Kind-Programmes.

Tabelle 2: Überblick über die Themenbereich der Therapiebausteine des Eltern-Kind-Programmes aus THOP

- Problemdefinition, Entwicklung eines Störungskonzeptes und Behandlungsplanung
- Förderung positiver Eltern-Kind-Interaktionen und Eltern-Kind-Beziehungen
- Pädagogisch-therapeutische Interventionen zur Verminderung von impulsivem und oppositionellem Verhalten
- Tokensysteme, Response-Cost und Auszeit
- Interventionen bei spezifischen Verhaltensproblemen
- Stabilisierung der Effekte

- Die ersten vier Einheiten werden immer durchgeführt. Sie dienen der **Problemdefinition, der Entwicklung eines Störungskonzeptes und der Behandlungsplanung**. Zunächst werden die Verhaltensprobleme des Kindes definiert, die Gegenstand der Therapie sein sollen. In den folgenden Bausteinen wird ein gemeinsames Störungskonzept erarbeitet, das neben den Verhaltensstörungen des Kindes familiäre Belastungen sowie psychische Probleme und Temperamentsmerkmale der Eltern berücksichtigt. Aus diesem Störungskonzept werden die Behandlungsziele abgleitet, die sich nicht nur auf die Verhaltensprobleme des Kindes, sondern auch auf andere Probleme in der Familie oder einzelner Familienmitglieder beziehen können.
- Die Bausteine des zweiten Themenkomplexes dienen der **Förderung positiver Eltern-Kind-Interaktionen**. Sie sind indiziert, wenn in der Interaktion zwischen Eltern und Kind negativ-kontrollierende Elemente dominieren und die Eltern-Kind Beziehung stark beeinträchtigt ist. Die Aufmerksamkeit von Eltern und Kind werden in diesen Einheiten auf positive Interaktionsanteile gelenkt und durch spezielle Spielzeiten wird der Anteil der positiven Eltern-Kind-Interaktionen erhöht.
- Die Therapiebausteine des dritten Themenkomplexes sollen den Eltern helfen, impulsives und oppositionelles Verhalten durch **pädagogisch-therapeutische Interventionen** besser zu bewältigen. Die Eltern werden angeleitet, ihrem Kind wirkungsvolle Aufforderungen zu geben, sich bei angemessenem Verhalten des Kindes ihm positiv zuzuwenden, eine hinreichende Kontrolle über das Kind aufzubauen und bei problematischem Verhalten angemessene negative Konsequenzen zu setzen. Im wesentlichen werden also allgemeine Erziehungspraktiken eingeübt und auf dem Hintergrund verhaltenstheoretischer Konzepte auf die spezifische Problematik angewandt.

- In den folgenden Einheiten werden **spezielle verhaltenstherapeutische Methoden** eingeführt. Sie dienen der Verminderung von umschriebenen Verhaltensproblemen und zum Aufbau angemessener Verhaltensalternativen. Sie finden hauptsächlich bei Problemen Anwendung, die sich durch die pädagogisch-therapeutischen Interventionen nicht hinreichend vermindern ließen.
- **Interventionen zur Verminderung von spezifischen Verhaltensproblemen** werden im fünften Block zusammengefaßt. Ein Spieltraining dient der Verbesserung von Spielintensität und Spielproduktivität hauptsächlich bei Vorschulkindern mit hyperkinetischen Störungen. Das Selbstinstruktionstraining ist für Kinder im Schulalter konzipiert und dient der Verbesserung von reflexivem, planvollen Arbeitsverhalten. In einem weiteren Baustein werden mit dem Kind Möglichkeiten der Selbstbeobachtung und Selbstkontrolle erarbeitet, die ergänzend zu verschiedenen anderen familienzentrierten Interventionen eingesetzt werden können. Weitere Bausteine zielen auf die Verminderung von Problemen während der Hausaufgabenzeit und thematisieren die Übertragung der Interventionen auf außerfamiliäre Situationen thematisiert. Schließlich wird in der letzten Einheit mit den Eltern erarbeitet, wie sie künftig Probleme eigenständig bewältigen können.

In der Regel werden nicht alle Einheiten in dieser Abfolge bearbeitet, sondern können entsprechend der individuellen Problemkonstellation zusammengestellt werden. Das Eltern-Kind-Programm wird meist gemeinsam mit den Eltern und dem Kind durchgeführt. Die Mitarbeit beider Elternteile ist wünschenswert, aber nicht zwingend notwendig. Die Therapie kann schwerpunktmäßig mit der Hauptbezugsperson des Kindes (meist der Mutter) durchgeführt werden. Der zweite Elternteil sollte aber mindestens einmal an einer Sitzung teilnehmen und darüber hinaus immer dann, wenn seine Einbeziehung inhaltlich notwendig ist. Der allgemeine **Ablauf einer Sitzung** gestaltet sich wie folgt:

- Zunächst werden die in der vorangegangenen Sitzung besprochenen Inhalte noch einmal zusammengefaßt und die Ergebnisse der dabei erarbeiteten und zwischenzeitlich durchgeführten Interventionen analysiert.
- Daran schließt die neue Einheit an. Häufig werden die neu erarbeiteten Methoden vom Therapeuten demonstriert, wenn nötig im Rollenspiel eingeübt.
- Danach wird eine spezifische Intervention entwickelt, die bis zur folgenden Sitzung erprobt werden soll. Die wichtigsten Regeln einer jeden Einheit werden anhand eines **Elternleitfadens** zusammengefaßt.
- Die Eltern protokollieren die Ergebnisse der Intervention in der Familie anhand von speziellen Tagebüchern oder Protokollbogen.

Interventionen im Kindergarten und in der Schule

Analog zu den Bausteinen des Eltern-Kind-Programm werden die **Interventionen im Kindergarten und in der Schule** eingesetzt:

- Zunächst werden gemeinsam mit der Erzieherin/ Lehrerin (dem Erzieher/ Lehrer die therapierelevanten **Verhaltensauffälligkeiten des Kindes** im Kindergarten bzw. in der Schule eingegrenzt und definiert. **Informationen** zur Problematik des Kindes werden vermittelt, ein gemeinsames Störungskonzept wird aufgebaut und Interventionsstrategien werden abgeleitet. **Organisatorische Aspekte** (Unterrichtsorganisation, Möblierung des Gruppenraumes im Kindergarten) werden thematisiert.
- Danach werden **pädagogisch-therapeutische Strategien** diskutiert und erarbeitet, die durch wirkungsvolle Aufforderungen, durch positive Aufmerksamkeit bei angemessenem Verhalten und durch negative Konsequenzen bei auffälligem Verhalten auf eine Verminderung der Verhaltensprobleme im Kindergarten bzw. in der Schule abzielen.
- Schließlich werden **spezielle operante Techniken**, vor allem Token-Systeme und Response-Cost-Verfahren eingesetzt, vor allem dann, wenn die Problematik sich durch pädagogisch-therapeutische Interventionen nicht hinreichend vermindern läßt.
- Wenn ein **Spieltraining** (bei Kindergartenkindern) bzw. ein **Selbstinstruktionstraining** (bei Schulkindern) durchgeführt wurde, werden Erzieher / Lehrer darüber informiert und Möglichkeiten der **Weiterführung** im Kindergarten oder im Unterricht diskutiert.

Zur Durchführung der Interventionen im Kindergarten oder in der Schule sollte mindestens ein Besuch des Therapeuten im Kindergarten bzw. in der Schule erfolgen, bei dem erstens Kontakt zur Erzieherin bzw. zur Lehrerin aufgebaut wird und zweitens das Kind beobachtet werden kann. Die weiteren Interventionen im Kindergarten / in der Schule können auch telefonisch erarbeitet werden. Spätestens, wenn Probleme bei der Umsetzung der Interventionen auftreten, findet ein erneuter direkter Kontakt statt.

3 Wackelpeter & Trotzkopf - das Elternbuch

Das Therapieprogramm für Kinder mit hyperkinetischem und oppositionellem Problemverhalten (THOP) ist als ein Buch für die Hand des Therapeuten geschrieben worden. Der Therapeut kann anhand dieses Programmes die für die individuellen Bedingungen eines Kindes und der Familie notwendigen Bausteine zusammenstellen. Schon kurz nach Erscheinen des Buches wurden wir von Eltern gebeten, ein entsprechendes Buch mit möglichst konkreten Hinweisen auch für Eltern zu schreiben und auch Therapeuten baten uns, die Materialien für die Eltern noch einmal gesondert herauszugeben, um das lästige Kopieren der entsprechenden Materialien aus dem THOP zu vermeiden. Wir haben uns daraufhin zur Entwicklung eines Buches entschlossen, das mehreren Bedürfnissen gleichzeitig gerecht werden soll.

Das Buch mit dem Titel: **Wackelpeter & Trotzkopf. Hilfen bei hyperkinetischem und oppositionellem Verhalten** (Döpfner et al., 1999) kann von Eltern Buch auf verschiedene Weise genutzt werden:

1. Sie können es **zur Information** über die wichtigsten Erkenntnisse zu hyperkinetischen und oppositionellen Verhaltensproblemen und über die Möglichkeiten zur Verminderung dieser Probleme benutzen. Diese Übersicht erhalten die Eltern vor allem im ersten Teil dieses Buches. In den weiteren Teilen erhalten die Eltern detaillierte Informationen darüber, wie sie Probleme der Kinder vermindern können.
2. Wenn die Eltern selbst versuchen wollen, die Verhaltensprobleme Ihres Kindes in der Familie anzugehen, dann können sie dieses Buch **als ein Selbsthilfeprogramm** einsetzen. In diesem Fall sollten die Eltern das Buch Kapitel für Kapitel durchlesen und durcharbeiten. Besonders intensiv sollten die 14 Stufen des Elternleitfadens in Teil II des Buches sowie die für die Eltern jeweils wichtigen Kapitel aus den Anwendungsbeispielen in Teil III des Buches durchgearbeitet werden.
3. Die Eltern können das Buch auch **im Rahmen einer Behandlung des Kindes** bei einem Arzt oder Psychotherapeuten einsetzen. Wenn der Therapeut / die Therapeutin nach dem Therapieprogramm für Kinder mit hyperkinetischem und oppositionellem Problemverhalten (THOP) arbeitet, dann kann es sehr hilfreich sein, wenn der Therapeut / die Therapeutin mit den Eltern gemeinsam die Kapitel aus dem Elternleitfaden und aus den Anwendungsbeispielen durcharbeitet und die konkrete Umsetzung bespricht.

Das Buch ist in **drei Hauptteile** gegliedert:

Teil I: Fragen und Antworten.

Im ersten Teil des Buches werden die wichtigsten Informationen über Kinder mit hyperkinetischen und oppositionellen Verhaltensproblemen geben. Grundlage sind wissenschaftlich gesicherte Erkenntnisse sowie die langjährige klinische Erfahrung der Autoren in der Arbeit mit Kindern, die hyperkinetische oder oppositionelle Verhaltensproblemen haben. Im einzelnen werden folgende Fragen beantwortet:

- Was sind hyperkinetische Verhaltensauffälligkeiten?
- Was sind oppositionelle Verhaltensauffälligkeiten?
- Welche weiteren Probleme treten häufig noch auf?
- Was sind die Ursachen?
- Wie entwickeln sich die Kinder weiter?
- Was kann man tun?
- Was kann man in der Familie tun?
- Was kann man im Kindergarten oder in der Schule tun?
- Braucht mein Kind eine spezielle Behandlung oder Förderung?
- Sind Medikamente hilfreich?
- Wer kann helfen?
- Was ist meist weniger hilfreich?

Teil II: Elternleitfaden.

Der zweite Teil enthält einen Elternleitfaden, der den Eltern in 14 Stufen schrittweise Möglichkeiten zur Verminderung von Verhaltensproblemen aufzeigt. Die Eltern erhalten Anleitungen, die ihnen helfen können, zunächst die einzelnen Probleme genau zu fassen, danach Maßnahmen durchzuführen, um die Beziehung zu ihrem Kind zu verbessern und die tagtäglichen Probleme zu lösen. In jeder einzelnen Stufe des Elternleitfadens machen wir den Eltern Vorschläge, die ihnen helfen sollen die entsprechenden Ziele der Stufe zu erreichen. Nach unserer Erfahrung kann es jedoch schwierig sein, diese Vorschläge regelmäßig im Alltag zu beachten. Deshalb haben wir drei Hilfsmittel entwickelt, welche die Eltern dabei unterstützen sollen, die Probleme zu lösen:

- **Regeln**: Die Vorschläge sind in den einzelnen Stufen des Elternleitfadens in Form von möglichst konkreten Regeln abgefaßt. Natürlich können wir dabei nicht immer die vielen Besonderheiten in den Familien berücksichtigen. Diese Regeln sollen daher als wichtige Orientierungspunkte und Hinweise dienen, die im Einzelfall mehr oder weniger gut umsetzbar sind und manchmal auch abgewandelt werden müssen.
- **Memo-Karten** sollen die Eltern immer wieder an die wichtigsten Punkte der einzelnen Stufen erinnern. Die Eltern können die jeweilige Karten an einer gut sichtbaren Stelle befestigen, so daß die Karte ihnen täglich ins Auge springt. Bei den meisten Memo-Karte kann die Rückseite als Protokoll benutzt werden, in das die Eltern ihre konkreten Erfahrungen eintragen können. Ein solches Kurztagebuch hilft den Eltern, die Regeln umzusetzen und Veränderungen im Verhalten Ihres Kindes auch genau wahrzunehmen. Abbildung 5 (S. 90) zeigt die Memo-Karte für Stufe 7 des Elternleitfadens.

- **Arbeitsblätter** helfen den Eltern in einigen Stufen des Elternleitfadens, die einzelnen Maßnahmen konkret für Ihr Kind zu erarbeiten und umzusetzen.

Memo-Karte Elternleitfaden Stufe 7:

Geben Sie wirkungsvolle Aufforderungen!

1. Stellen Sie nur dann Aufforderungen, wenn Sie bereit sind, sie auch durchzusetzen.
2. Sorgen Sie dafür, daß Ihr Kind aufmerksam ist, wenn Sie die Aufforderung geben.
3. Äußern Sie die Aufforderung eindeutig und nicht als Bitte.
4. Geben Sie immer nur eine Aufforderung.
5. Überprüfen Sie, ob Ihr Kind der Aufforderung nachkommt.
6. Konzentrieren Sie sich zunächst nur auf wenige Aufforderungen:
   1. Morgens Zähne putzen
   2. Mittags Schultasche in das Zimmer stellen
   3. Mit den Hausaufgaben anfangen

Protokoll: Wirkungsvolle Aufforderungen

Datum	Aufforderung-Nr.[1]	Aufforderung wirkungsvoll gestellt?	Was hat das Kind gemacht?
22.03.	1	ja	hat widerwillig Zähne geputzt
	2	teilweise	nach der 3. Aufforderung
	3	ja	keine Reaktion !!
23.03.	1	ja	ging gut
	2	war nicht nötig	hat Tasche von selbst weggeräumt
	3	ja	hat mürrisch mit den
			Hausaufgaben begonnen

[1] Nummer der Aufforderung aus der Vorderseite der Memo-Karte eintragen.

Die 14 Stufen des Elternleitfadens sind in Tabelle 3 abgebildet

- In den ersten drei Stufen möchten werden die konkreten Verhaltensprobleme des Kindes und mögliche andere Probleme in der Familie herausgearbeitet. Der in Abbildung 3 dargestellte Teufelskreis, in den die meisten Familien mit Kindern geraten, die hyperkinetische oder oppositionelle Verhaltensprobleme haben, wird vorgestellt.
- In den Stufen 4 und 5 werden den Eltern Möglichkeiten vermittelt, um die positive Beziehung zu ihrem Kind zu stärken. Diese beiden Stufen sind deshalb von großer Bedeutung, weil in den meisten Familien mit Kindern, die hyperkinetische oder oppositionelle Verhaltensprobleme haben, negativen Erfahrungen überwiegen und positive Erfahrungen mit dem Kind nur noch selten stattfinden.
- In den Stufen 6 bis 9 werden Wege aufgezeigt, durch welche die Eltern problematische Verhaltensweisen bei ihrem Kind dadurch verändern können, indem sie konsequent darauf achten, daß wichtige Regeln in der Familie eingehalten werden und indem sie positive bzw. negative Konsequenzen bei der Beachtung bzw. der Übertretung der Regeln erfolgen lassen.
- In den Stufen 10 bis 12 des Elternleitfadens werden die Eltern mit Methoden vertraut gemacht, die sich bei der Veränderung von Verhaltensproblemen als besonders wirksam erwiesen haben. Im Kern handelt es sich dabei um Hilfsmittel, die das Kind besonders anspornen werden, sein Verhalten zu ändern.

Tabelle 3: Übersicht über die Stufen des Elternleitfadens aus dem Elternbuch Wackelpeter & Trotzkopf (Döpfner et al., 1999)

01. Stufe:	Welche Probleme hat mein Kind?
02. Stufe:	Probleme, Belastungen und Stärken in unserer Familie?
03. Stufe:	Der Teufelskreis
04. Stufe:	Was mögen Sie an Ihrem Kind?
05. Stufe:	Die Spaß&Spielzeit ?
06. Stufe:	Familienregeln
07. Stufe:	Geben Sie wirkungsvolle Aufforderungen
08. Stufe:	Loben Sie Ihr Kind, wenn es Aufforderungen und Regeln befolgt
09. Stufe:	Setzen Sie natürliche Konsequenzen, wenn Ihr Kind Aufforderungen und Regeln nicht befolgt
10. Stufe:	Wenn Lob alleine nicht ausreicht: Der Punkte-Plan
11. Stufe:	Wie man einen Punkte-Plan verändert und beendet
12. Stufe:	Der Wettkampf um lachende Gesichter
13. Stufe:	Wenn neue Probleme auftauchen
14. Stufe:	Wenn sich Probleme nicht lösen lassen

- In den Stufen 10 bis 12 des Elternleitfadens werden die Eltern mit Methoden vertraut gemacht, die sich bei der Veränderung von Verhaltensproblemen als besonders wirksam erwiesen haben. Im Kern handelt es sich dabei um Hilfsmittel, die das Kind besonders anspornen werden, sein Verhalten zu ändern.
- In den letzten beiden Stufen des Elternleitfadens gehen wir darauf ein, was Eltern tun können, wenn neue Probleme auftreten und wir geben einige Hinweise, die ihnen helfen können, wenn sich die Probleme nicht in dem Maße haben lösen lassen, wie die Eltern es erwartet haben.

Teil III: Anwendungsbeispiele.

Der dritte Teil ergänzt den Elternleitfaden durch weitere konkrete Anwendungsbeispiele, in denen typische alltägliche Probleme in Familien mit hyperkinetischen oder oppositionellen Kindern beschreiben werden und die Anwendung der 13 Stufen des Elternleitfadens an konkreten Beispielen noch einmal erläutert wird. Die Eltern können diese Anwendungsbeispiele in Verbindung mit dem Elternleitfaden nutzen, indem sie sich die Anwendungsbeispiele heraussuchen, die den Verhaltensproblemen, die sie lösen wollen, am meisten ähnlich sind. Tabelle 4 (S. 93) gibt eine kurze Übersicht über die Anwendungsbeispiele.

4 Einzelfallstudie

Im Rahmen der Kölner multimodalen Therapiestudie bei Kindern mit hyperkinetischen Störungen wurde die Wirksamkeit von THOP bei 75 Kindern im Alter von sechs bis zehn Jahren untersucht. Die Publikation der Ergebnisse gruppenstatistischer Analysen ist in Vorbereitung. Einige einzelfallstatistische Analysen wurden bereits publiziert (Döpfner et al., 1996,1997a,b).

Vorstellungsanlaß und Anamnese.

Der siebenjährige Fabian wurde erstmals am Ende der ersten Klasse von seiner Mutter zur diagnostischen Abklärung vorgestellt. Die Mutter gab damals an, daß Fabian schon als Kleinkind ständig in Bewegung gewesen sei und nachts nicht durchgeschlafen habe. Neben anhaltender motorischer Unruhe sei ihr zunehmend aufgefallen, daß Fabian oft zwischen verschiedenen Tätigkeiten wechsle, mit den Gedanken woanders sei und sich schlecht konzentrieren könne. Nach anfänglichen Problemen mit Gleichaltrigen im Kindergarten, habe sich der Junge dort gut eingefunden. Auch käme er derzeit in der Schule ganz gut zurecht. Zwar gebe die Lehrerin an, daß er sehr lebhaft, auch unkonzentriert sei, aber seine Leistungen wären durchschnittlich. Momentan nehme Fabian an einem Kurs für autogenes Training teil und werde ergotherapeutisch gefördert.

Tabelle 4: Übersicht über die Anwendungsbeispiele aus dem Elternbuch Wackelpeter & Trotzkopf (Döpfner et al., 1999)

1 **Mein Kind ist eine Nervensäge.** Vor allem jüngere Kinder mit hyperkinetischer Verhaltensauffälligkeiten können richtige Nervensägen sein, weil sie ständig die Eltern stören und sie beschäftigen oder irgendetwas von ihnen haben wollen. In dem ersten Anwendungsbeispiel geben wir den Eltern Hinweise, wie sie mittels der im Elternleitfaden besprochenen Methoden diese Probleme zumindest vermindern können.

2 **Wo ist mein Kind?** Vor allem sehr umtriebige aber auch viele oppositionelle Kinder sind für Eltern manchmal schwer im Auge zu behalten. Das ist aber gerade bei diesen Kindern häufig besonders nötig, weil sie in unbeaufsichtigten Momenten teils ohne zu überlegen, teils absichtlich Regeln übertreten und manchmal auch gefährliche Aktionen unternehmen. Dieses Anwendungsbeispiel gibt den Eltern Hinweise, die ihnen helfen sollen, den Überblick zu bewahren.

3 **Der Kampf ums Wecken.** Das Aufstehen am Morgen ist sehr oft ein Problem in Familien mit hyperkinetischen oder oppositionellen Kindern. Das Anwendungsbeispiel zeigt Möglichkeiten auf, um den Kampf ums Wecken wenigstens zu entschärfen.

4 **Wenn das Essen zur Qual wird.** Das gemeinsame Essen kann für alle Beteiligten dann zur Qual werden, wenn die Kinder sehr wählerisch sind, vieles nicht mögen oder wenn sie durch ihr Verhalten am Tisch für Unruhe oder Streit sorgen. Das Anwendungsbeispiel gibt Hinweise, die helfen sollen, daß das gemeinsame Essen weniger qualvoll erlebt wird.

5 **Unser täglicher Hausaufgaben-Krieg.** Die Hausaufgaben-Zeit gehört zu der schwierigsten Zeit in Familien mit hyperkinetischen oder oppositionellen Kindern. Das Anwendungsbeispiel zeigt den Eltern Möglichkeiten auf, wie sie den täglichen Hausaufgaben-Krieg entschärfen können.

6 **Das allabendliche Theater mit dem Zubettgehen.** Die meisten Kinder gehen nicht gerne zu Bett. In manchen Familien wird daraus jedoch ein richtiges Drama. Mithilfe des Anwendungsbeispiels soll dieses Drama möglichst beendet werden.

7 **Wutausbrüche.** Heftige Wutausbrüche machen Eltern häufig ratlos. Es kann auch wirklich sehr schwierig sein, wirkungsvoll und angemessen auf solche Wutausbrüche zu reagieren. Dieses Anwendungsbeispiel gibt den Eltern wichtige Hinweise dazu.

8 **Meine Kinder sind wie Hund und Katze.** Wenn Kinder ständig miteinander streiten, dann kann das Familienleben dadurch sehr belastet werden. Hinter starker Geschwisterrivalität können sich viele verschiedene Probleme verbergen. Das Anwendungsbeispiel geht auf diese verschiedenen Faktoren ein und zeigt Lösungsmöglichkeiten auf.

9 **Probleme in der Öffentlichkeit.** Manche Eltern wagen es schon nicht mehr mit ihrem Kind einen Supermarkt, ein Restaurant oder ein öffentliches Verkehrsmittel zu betreten, weil sie fürchten, daß ihnen ihr Kind in solchen Situationen außer Kontrolle gerät. Der Umgang mit Grenzüberschreitungen, Schreiattacken oder Wutausbrüchen in der Öffentlichkeit ist besonders schwierig. Das Anwendungsbeispiel zeigt den Eltern Möglichkeiten auf, durch die sie die Maßnahmen, die zu Hause erfolgreich sind, auch in der Öffentlichkeit durchführen können.

Über eineinhalb Jahre später wird Fabian, mittlerweile in der dritten Klasse, erneut von seiner Mutter vorgestellt, weil sich die schulische Problematik deutlich zugespitzt habe. Bedingt durch seine motorische Unruhe und Ablenkbarkeit erbringe er einerseits schlechte Leistungen. Anderseits falle er vermehrt durch körperliche Auseinandersetzungen mit anderen Kindern auf. Zuhause gestalte sich vor allem die Hausaufgabensituation als langwierig und konfliktbelastet. Weiterhin neige Fabian zu endlosen Diskussionen und Nörgeleien, wenn er Regeln und Verpflichtungen nachkommen soll.

Fabian lebt mit seinen leiblichen Eltern und einem zwei Jahre jüngeren Bruder zusammen. Die Mutter, eine gelernte Krankengymnastin versorgt die Kinder als Hausfrau, während der Vater als selbständiger Rechtsanwalt tätig ist. Neben den oben beschriebenen Auffälligkeiten hatte Fabian keine ernsthaften Krankheiten durchlebt. Schwangerschaft und Geburt werden als unauffällig beschrieben. Laufen mit zwölf Monaten; altersgerechte Sprachentwicklung.

Problemdefinition

Nach Abschluß der diagnostischen Phase wurden gemeinsam mit den Eltern anhand der *Individuellen Problemliste* (Döpfner et al., 1998) folgende therapierelevanten **Verhaltensprobleme von Fabian in der Familie** eingegrenzt:

1. Fabian ist in Anwesenheit anderer Personen extrem unruhig, distanzgemindert und hält keine Grenzen ein.
2. Fabian muß zu den Hausaufgaben lange überredet werden und braucht bedingt durch seine Ablenkbarkeit sehr viel Zeit dafür.
3. Fabian ist besonders im Auto mit anderen Kindern sehr unruhig und albern.

Mit der Lehrerin wurden folgende **Verhaltensprobleme in der Schule** definiert:

1. Fabian ist im Umgang mit anderen Kindern impulsiv und provokativ (balgen, anrempeln, schubsen, spucken).
2. Fabians Tasche ist völlig ungeordnet, er findet die richtigen Materialien nicht.
3. Fabian beginnt zu spät mit den Aufgaben und beendet sie nicht zeitgerecht.

Therapieverlauf

Abbildung 6 (S. 95) zeigt die Veränderungen in den therapierelevanten Verhaltensproblemen in der Familie und in der Schule, erfaßt durch die *Individuelle Problemliste*, die von der Mutter und von der Klassenlehrerin ab der dritten Beratungsstunde wöchentlich beurteilt wurde. In Abbildung 6 sind die Veränderungen der Problembelastung dargestellt, die auf einer zehnstufigen Skala von 0 (kein Problem) bis 9 (es hätte nicht schlimmer sein können) beurteilt wird. Neben der Beur-

Abbildung 6: Einzelfallanalyse einer multimodalen Behandlung: Veränderungen der therapierelevanten Verhaltensstörungen in der Familie und in der Schule (aus Döpfner et al., 1997b).

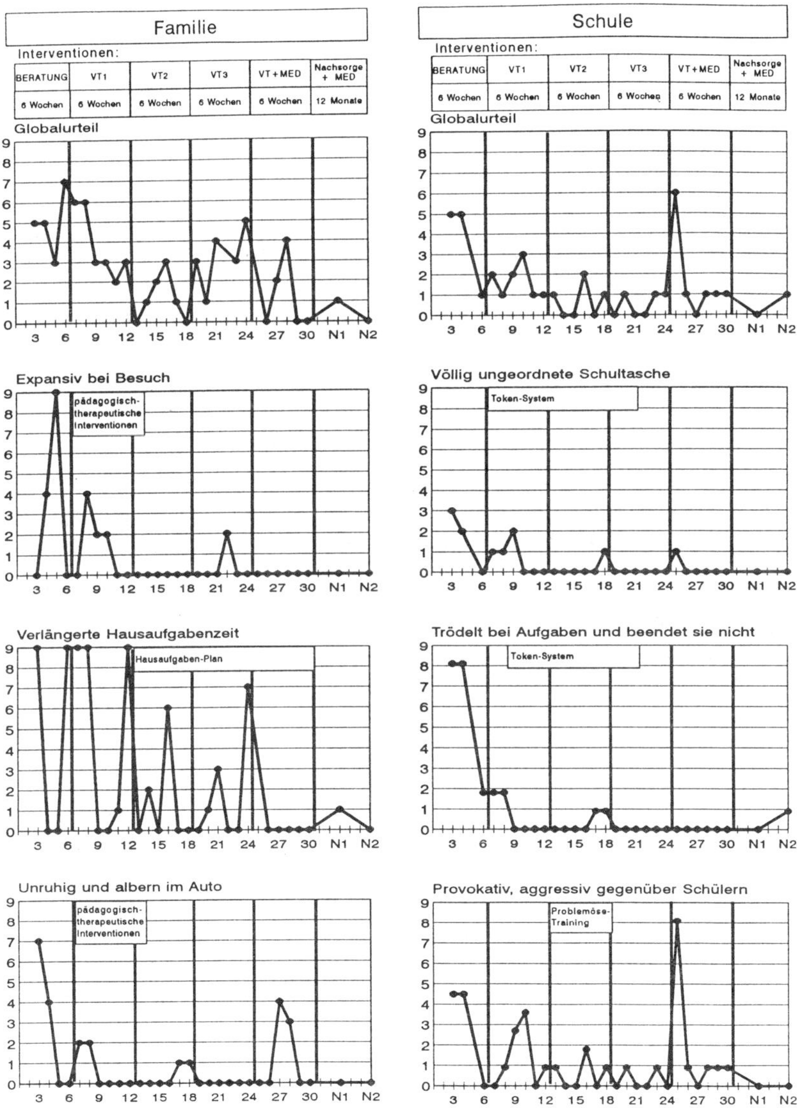

teilung der einzelnen therapierelevanten Verhaltensprobleme wird von der Mutter und der Lehrerin ein Globalurteil erhoben (wie belastend war das Verhalten insgesamt?).

Die Behandlung wurde im Rahmen der Kölner multimodalen Therapiestudie durchgeführt, bei der die Behandlungen in Behandlungsphasen mit je sechs wöchentlichen Sitzungen unterteilt sind. Mit Fabian wurden insgesamt fünf Behandlungsphasen durchgeführt: eine Beratungsphase, drei Phasen mit verhaltenstherapeutischen Interventionen und eine Phase, in der verhaltenstherapeutische Interventionen mit Stimulanzienbehandlung kombiniert wurden.

In der **Beratungsphase** wurden Fabians Eltern und seine Lehrerin eingehend über die Diagnose sowie die multifaktorielle Genese hyperkinetischer Störungen aufgeklärt und die Untersuchungsbefunde vermittelt. Danach wurden entsprechend der ersten vier Einheiten von THOP die therapierelevanten Probleme definiert, deren Stärke dann ab dem dritten Kontakt sowohl von der Lehrerin als auch der Mutter wöchentlich beurteilt wurden. Einzelspielstunden dienten dem besseren Kennenlernen des Kindes sowie dem Beziehungsaufbau und bildeten damit die Grundlage für die weiteren verhaltenstherapeutischen Interventionen.

Da in der Schule keine krisenhafte Zuspitzung der Problematik festgestellt werden konnte, wurden zunächst verhaltenstherapeutische Interventionen durchgeführt. Zudem lehnten die Eltern eine initiale medikamentöse Behandlung ab. Sowohl die Eltern als auch die Lehrerin waren motiviert verhaltenstherapeutische Interventionen in der Familie und im Unterricht durchzuführen. Für den Fall, daß die verhaltenstherapeutischen Interventionen keine hinreichenden Effekte zeigen, wollten die Eltern die Wirksamkeit der Stimulanzienbehandlung prüfen lassen.

Im Mittelpunkt der **verhaltenstherapeutischen Interventionen** standen zunächst Interventionen in der **Schule**, da vor allem die Probleme in diesem Bereich die Familie zur Therapie motiviert hatten. Zu Beginn wurde ein eng umgrenztes Verhaltensproblem herausgegriffen, das mit einer hohen Wahrscheinlichkeit erfolgreich vermindert werden konnte, nämlich Fabians unaufgeräumte Tasche in der Schule. Zum Zeitpunkt des Therapiebeginns war Fabians Haltung gegenüber Interventionen in der Schule sehr kritisch. Obwohl er einen hohen internalisierten Leistungsanspruch hatte und gern zu den Besten in der Klasse gehören wollte, hatte er insgesamt viele Mißerfolgserlebnisse in der Schule zu verzeichnen. Außerdem stellte sich das Lehrer-Schüler-Verhältnis als äußerst angespannt dar. Fabian konnte in der ersten verhaltenstherapeutischen Phase dazu motiviert werden, jeden Nachmittag seine Schultasche zu ordnen und zu prüfen, ob alle notwendigen Materialien eingepackt sind. Dafür wurde er von der Mutter gelobt, die ein Auge darauf hatte und gegebenenfalls mithalf. Von der Lehrerin erhielt er auf dem eigens eingerichteten "Punkteplan für besondere Anstrengungen in der Schule" täglich einen Punkt, wenn die Tasche geordnet war und Fabian alle notwendigen Materialien dabei hatte. Die Lehrerin, die in Vorgesprächen übergeneralisierte Meinungen über Fabian geäußert hatte ("Fabian ist unerzogen und tut grundsätzlich nicht das, was man ihm sagt"), konnte sich auf ein genau definierte Verhalten konzentrieren und so ihre eigenen Bewertungen überprüfen. Fabian machte seinerseits die Erfahrung, daß kleine Verhaltensänderungen auch bemerkt werden und ließ sich nach erfolgreicher Bewältigung dieser ersten Aufgabe auf weitere Aufgaben im Punkteplan ein. Die erreichten Punkte in der Schule konnte er durch vorab vereinbarte Belohnungen bei den Eltern, beispielsweise in Form gemeinsamer Aktivitäten, eintauschen.

Nachdem drei Wochen der Punkteplan mit der ersten Verhaltensaufgabe in der Schule erfolgreich durchgeführt worden war, konnte in gleicher Form das nächste Problem ("Beginnt zu spät mit den Aufgaben und beendet sie nicht") aufgegriffen werden. Da Fabian bereits einen besseren Überblick über die Materialien in seiner Tasche hatte, mehr Ordnung herrschte und freiwillig auf unnötige Utensilien verzichtete, waren bereits gute Voraussetzungen für ein zügigeres Bearbeiten der gestellten Aufgaben im Unterricht gegeben. Das Problemverhalten hatte sich daher bereits durch die Verstärkung für die geordnete Schultasche deutlich vermindert. Wie Abbildung 6 zeigt, gelang es Fabian über alle weiteren Therapiephasen hinweg auch nach Beendigung des Token-Systems diese beiden Aspekte seines Problemverhaltens stabil zu vermindern. Die von der Lehrerin wöchentlich eingeschätzte Problemstärke reduzierte sich auf Werte zwischen 0 und 1.

Auch Fabians provokatives Verhalten gegenüber seinen Mitschülern ließ sich im Verlauf der Therapie deutlich vermindern. Diese Veränderung wurde einerseits vermutlich dadurch gefördert, daß Fabian in der Therapie Gelegenheit fand, Konflikte mit anderen Kindern anzusprechen und die Abläufe im Sinne eines Problemlösetrainings zu analysieren. Andererseits konnte Fabian aufgrund seiner Erfolgserlebnisse und der positiven Verstärkung in der Schule immer mehr darauf verzichten, die Anerkennung und Aufmerksamkeit anderer Kinder mittels solcher Verhaltensweisen auf sich zu ziehen.

Am Ende der insgesamt 18wöchigen verhaltenstherapeutischen Interventionen in der Schule waren alle zu Behandlungsbeginn als therapierelevant definierten Verhaltensprobleme weitgehend abgebaut und auch in der Globaleinschätzung der Lehrerin wurde Fabians Verhalten als unproblematisch bewertet. Dennoch hatte Fabian noch mit erheblichen Konzentrationsproblemen zu kämpfen, die allerdings nicht mehr den Unterricht störten, sondern seine schulische Leistungsfähigkeit erheblich beeinträchtigten. Fabian kam mehrfach sehr enttäuscht mit schlechten Klassenarbeiten nach Hause, die er teils vorzeitig abgegeben hatte. Trotz aller Anstrengung gelang es ihm nicht, sich solange zu konzentrieren. Vorübungen zu Hause hatten gezeigt, daß Fabian den Stoff beherrschte. Erschwerend kam hinzu, daß insbesondere in der dritten Grundschulklasse die Leistungsanforderungen in der Schule deutlich gesteigert werden und die Frage nach der Weiterbeschulung immer mehr in den Vordergrund rückte. Vor diesem Hintergrund und aufgrund der Tatsache, daß Fabians Unvermögen, sich zu konzentrieren nach seinen bisherigen erfolgreichen Bemühungen nun nicht mehr auf seine fehlende Motivation zurückgeführt werden konnte, stimmten die Eltern einer Austestung von Psychostimulanzien zu.

Verhaltenstherapie plus Stimulanzienbehandlung

Mittels eines Doppel-Blind-Versuchs wurde die Wirkung von Placebo, 15 mg und 25 mg Ritalin® an jedem Schulmorgen jeweils für eine Woche ausgetestet. Bei einer Dosierung von 15 mg (0,4 mg/ Kg Körpergewicht) zeigte sich eine deutliche Verbesserung der Konzentrationsfähigkeit im Unterricht. Eine weitere Verminderung der Verhaltensauffälligkeiten ließ sich mit der Steigerung der Dosierung auf 25 mg nicht beobachten, so daß eine Dosierung von 15 mg Ritalin morgens an jedem Schultag gewählt wurde. Ein Kontroll-EEG unter 15 mg Ritalin ergab, daß eine Weiterführung der Medikation unbedenklich war. Die verhaltenstherapeutischen Interventionen (hauptsächlich positive Verstärkung durch Lob und Zuwendung) wurden während dieser Behandlungsphase mit geringfügigen Anpassungen fortgesetzt.

Im Rahmen des **Eltern-Kind-Programmes** waren Interventionen zur Förderung positiver Eltern-Kind-Interaktionen nicht indiziert, weil nach den diagnostischen Befunden die Beziehungen zwischen Eltern und Kind als stabil und überwiegend positiv eingeschätzt wurden. Vielmehr wurden mit den Eltern, in erster Linie mit der Mutter, pädagogisch-therapeutische Interventionen erarbeitet - vor allem, wie Fabian wirkungsvolle Aufforderungen gegeben werden können (Baustein F07) und welche natürlichen Konsequenzen angemessen sind , wenn Fabian Aufforderungen und Regeln nicht befolgt (Baustein F11). Grundsätzlich stand eine Stärkung der Mutter in ihrer Erziehungsfunktion im Vordergrund der Arbeit. Während diese bisher stark zu einem erklärenden Erziehungsstil tendierte, in erster Linie auf das allgemeine Verständnis und die Einsicht des Kindes setzte und viel - wenn auch erfolglos - mit Fabian diskutierte, wurde mit ihr nun erarbeitet, genau zu definieren, welche Verhaltensweisen des Kindes für sie problematisch sind, beispielsweise wenn Besuch kommt oder und wenn Fabian zusammen mit anderen Kindern im Auto fährt. Die Mutter wurde dazu angeleitet, Fabian vor den einzelnen Situationen durch konkrete Aufforderungen deutlich zu machen, welches Verhalten sie von ihm erwartet und ihn bei Einhaltung bestimmter Regeln und Aufforderungen zu loben. Weiterhin wurden natürliche negative Konsequenzen entwickelt, welche die Mutter ankündigen und schließlich auch durchführen sollte, wenn Fabian massiv problematisches Verhalten in bestimmten Situationen zeigt (z.B. wenn Fabian zu heftig mit anderen Kindern auf dem Weg ins Schwimmbad im Auto tobt, beginnt das Schwimmen für Fabian erst später oder wenn Fabian bei Besuch zu unruhig und impulsiv reagiert, wird er für kurze Zeit von der Situation ausgeschlossen). Durch die pädagogisch-therapeutischen Interventionen, gelangte Fabian zu einer größeren Steuerung und Kontrolle über seine hyperkinetischen und oppositionellen Verhaltensweisen in verschiedenen Situationen. Vor allem verminderte sich die Unruhe im Auto und das expansive Verhalten, wenn Besuch kam, wie Abbildung 6 zu entnehmen ist. Natürliche negative Konsequenzen mußten von der Mutter nur ganz selten durchgeführt werden.

Während sich die oben beschriebenen Problemsituationen sehr zügig bearbeiten und auflösen ließen, zeigten sich beim Einsatz verhaltenstherapeutischer Interventionen im Rahmen der Hausaufgaben zwar Verbesserungen, aber immer wieder schwierige, angespannte Momente (vgl. Abb.6). Zu Beginn wurde gemeinsam mit Fabian und seiner Mutter die Hausaufgaben-Situation strukturiert, ein fester Arbeitsplatz und feste Arbeitszeiten wurden festgelegt. Da sich das Punktesystem in der Schule bewährt hatte, wurde dieses auch für das Erledigen der Hausaufgaben schrittweise eingesetzt. Demgemäß konnte Fabian Punkte sammeln, wenn er

- seine Hausaufgaben im Hausaufgabenheft eingetragen hatte,
- nach dem Mittagessen anfing zu arbeiten,
- eine Kontrolle durch die Mutter zuließ und sich ohne heftige Diskussionen zu Berichtigungen bereit erklärte.

Wie beim Token-System in der Schule, konnte Fabian sich eine Spielzeit oder Wochenendaktivität verdienen. Insbesondere der letzte Punkt (Kontrolle der Hausaufgaben durch die Mutter) löste bei Fabian heftige Widerstände im Sinne von oppositionellem Verhalten (Streit und Verweigerungen) aus. Daher wurde für diesen letzten Schritt der Hausaufgabenbewältigung der Punkteplan durch einen "Wettkampf um lachende Gesichter" (Baustein F14) ersetzt, den Fabian zu Beginn mit der Therapeutin einübte. Fabian wurde immer dann ein lachendes Gesicht entzogen, wenn er sich nicht bereit erklärte, die Aufgaben in Teilschritten zu überprüfen, bzw. überprüfen zu lassen. Hingegen durfte er sich ein solches markieren, wenn er selbst bewußt kontrollierte oder Berichtigungen ohne weiteres Schimpfen annahm. Nach einer gemeinsamen Stunde, in der die Mutter mit Fabian Hausaufgaben in Anwesenheit der Therapeutin mit diesem System durchführte, wurde dieses selbständig zu Hause übernommen. Fabian zeigte nach Angaben der Mutter insgesamt weniger oppositionelles Verhalten, wenn der Wettkampf eingesetzt wurde.

Eine weitere Entspannung und Stabilisierung der Hausaufgaben-Situation stellte sich nach der Kombination von Verhaltenstherapie mit der medikamentösen Therapie ein (siehe Abb.6, S. 95). Zwar ist wegen der kurzen Halbwertszeit durch die einmalige Morgengabe von Ritalin kein unmittelbarer Medikamenteneffekt auf das Verhalten bei den Hausaufgaben am Nachmittag möglich; dennoch scheinen Fabian indirekt durch die Erleichterung der Konzentrationsleistung im Unterricht nun mehr Energien für die Hausaufgaben nachmittags zur Verfügung zu stehen. Das Token-System wurde in der Hausaufgaben-Situation beibehalten, konnte aber zum Ende der intensiven Behandlungsphase ebenfalls abgesetzt werden.

Nachsorge:

Nach Beendigung der Intensivphase wurde in einen zunächst vierzehntägigen, später monatlichen Nachsorge-Rhythmus übergegangen. Die Stimulanzientherapie wurde fortgeführt. Wie Abbildung 6 zu entnehmen ist, traten weder nach den ersten vier Nachsorgemonaten (N1) noch ein Jahr nach Beendigung der Intensivtherapie (N2) sowohl in der Schule als auch in der Familie nennenswerte Verhaltensprobleme auf. Fabian hatte den zwischenzeitlichen Schulwechsel auf eine weiterführende Schule (Gesamtschule) gut bewältigt. Die Notwendigkeit der Fortführung der Stimulanzientherapie wird halbjährlich durch einen Doppel-Blind-Auslaßversuch geprüft. Fabians Schulleistungen in der 5. Klasse liegen im durchschnittlichen Bereich. Insbesondere sein soziales Verhalten gegenüber anderen Kindern wurde von der neuen Lehrerin gelobt. Auch die Mutter erlebte Fabian in der Familie nach Schulwechsel als weitgehend problemlos. Die Hausaufgaben werden von Fabian größtenteils in der Schule im Rahmen von Freiarbeitsstunden bearbeitet, können aber problemlos von der Mutter kontrolliert werden.

LITERATUR

Abikoff, H. (1985). Efficacy of cognitive training interventions in hyperactive children. A critical review. Clinical Psychology Review, 5, 479-512.

Abikoff, H. (1987). An evaluation of cognitive behavior therapy for hyperactive children. In B.B. Lahey & A.E. Kazdin, Advances in clinical child psychology, Vol.10, (171-216). New York: Plenum,.

American Academy of Child and Adolescent Psychiatry (1991). Practice Parameters for the assessment and treatment of attention-deficit hyperactivity disorder. Journal of the American Academy of Child and Adolescent Psychiatry, 30, I-III.

Döpfner, M. (1993a). Interventionen bei extraversiven Auffälligkeiten. In M. Döpfner & M. H. Schmidt, Kinderpsychiatrie - Vorschulalter (104-119). München: Quintessenz.

Döpfner, M. (1993b). Grundlegende Interventionsmethoden und ihre Integration. In

M. Döpfner & M. Schmidt, Kinderpsychiatrie - Vorschulalter (74-103). München: Quintessenz.

Döpfner, M. (1997). Verhaltenstherapie mit Kindern und Jugendlichen - Konzepte, Ergebnisse und Perspektiven der Therapieforschung. In F. Petermann (Hrsg.), Kinderverhaltenstherapie, Grundlagen und Anwendungen (331- 366). Baltmannsweiler: Schneider Verlag Hohengehren.

Döpfner, M. (1999). Hyperkinetische Störungen. In F. Petermann, Lehrbuch der klinischen Kinderpsychologie, 4. Auflage. Göttingen: Hogrefe,

Döpfner, M., Lehmkuhl, G. & Schürmann, S. (1996). Das Therapieprogramm für Kinder mit hyperkinetischem und oppositionellem Problemverhalten (THOP) - Aufbau und Einzelfall-Evaluation. Zeitschrift für Kinder- und Jugendpsychiatrie und Psychotherapie, 24, 145-163.

Döpfner, M., Schürmann, S. & Frölich, J. (1998). Therapieprogramm für Kinder mit hyperkinetischem und oppositionellem Problemverhalten (THOP), 2. Korrigierte Auflage. Weinheim: Psychologie Verlags Union.

Döpfner, M., Schürmann, S & Lehmkuhl, G. (1997a). Hyperkinetische Störungen. In F. Petermann (Hrsg.), Fallbuch der klinischen Kinderpsychologie (35 - 57). Göttingen: Hogrefe.

Döpfner, M., Schürmann, S., Frölich, J., Quast, C., Wolff Metternich, T. & Lehmkuhl, G. (1997b). THOP - das Therapieprogramm zur Behandlung von Kindern mit hyperkinetischem und oppositionellem Problemverhalten. Kindheit & Entwicklung 6, 230 - 246.

Döpfner, M., Schürmann, S., & Lehmkuhl, G. (1999). Wackelpeter & Trotzkopf. Hilfen bei hyperkinetischem und oppositionellem Verhalten. Weinheim: Psychologie Verlags Union

Taylor, E., Sergeant, J., Döpfner, M., Gunning, B., Overmeyer, S., Möbius, H. & Eisert, H.G. (1998). Clinical guidelines for hyperkinetic disorder. European Child & Adolescent Psychiatry 7, 184-200.

BUNDESVERBAND
Aufmerksamkeitsstörung/Hyperaktivität e.V.
Postfach 60, 91291 Forchheim

Gründung 1986 in München als
„Elterninitiative zur Förderung hyperaktiver Kinder e.V.“
1993 zum umgewandelt zum
„Bundesverband der Elterninitiativen zur Förderung hyperaktiver Kinder e.V.“
1999 nochmalige Änderung des Namens

Mitgliederstand zum 14. April 2001: 2.353

1. Vorstand:
Irene Braun, Am Hinteranger 14, 91301 Forchheim

2. Vorstand
Dr. med. Klaus Skrodzki, Gleiwitzer Straße 15, 91301 Forchheim

Kassiererin:
Anna-Margarete Schneider, Dombühlerstraße 49 g, 90449 Nürnberg

Geschäftsstelle, Informationsmaterial, Fachverlag“:
Postfach 60, 91291 Forchheim; Telefon/Telefax: 09191/34874
Email: BV-AH@t-online.de; Internet: http://www.bvah.de

Kontoverbindungen:

Beiträge/Spenden: Kto.-Nr. 010-137222, Kreissparkasse München, BLZ 702 501 50
Informationsmaterial: Kto.-Nr. 5740010, Volksbank Forchheim, BLZ 763 910 00

Wissenschaftlicher Beirat:

StD. i. P. Ernst **von Borries**, München, Studiendirektor im Privatschuldienst
Dr. Dieter **Claus**, Bad Camberg, Facharzt für Neurologie und Psychiatrie
Dr. Jürgen **Gromball**, Stein, Kinderarzt
Dr. Volker **Heiduk**, Deggendorf, Arzt für Kinder- und Jugendpsychiatrie
Dr. Johanna **Krause**, Ottobrunn, Fachärztin für Neurologie, Psychiatrie und Psychotherapie, Psychoanalyse
Dr. Klaus **Skrodzki**, Forchheim, Kinderarzt
Dr. Rudolf **Sponsel**, Erlangen, Klinischer Diplom-Psychologe, Psychotherapeut
Prof. Dr. Götz-Erik **Trott**, Aschaffenburg, Facharzt für Jugendpsychiatrie und psychotherapeutische Medizin

REGIONALGRUPPEN / KONTAKTADRESSEN des BVdE

▶ Baden-Württemberg:

Bad Wurzach (RG): **Dr. Roswitha Spallek**, Weiherweg 18, 88410 Bad Wurzach, Tel.: 07564/3521; Fax: 07564/50087

Böblingen (RG): **„Gesprächskreis Zappelphilipp“**:
Gertraude Fydrich, Liebenaustraße 81, 71111 Waldenbuch, Tel.: 07157/4793

Loßburg/ Freudenstadt (RG): **„Regionalgruppe Nordschwarzwald“:**
Bärbl Morlock, Kirchstraße 10, 72290 Loßburg, Tel.: 07446/91031 und
Carola Wendland, Gabrielstraße 15, 72250 Freudenstadt, Tel.: 07441/3853

Offenburg (RG): **Hans Rudi Vogt,** Zellerstr. 28, 77654 Offenburg, Tel. 0781/34867

Schwäbisch Hall (RG): **Silke Bort**, Hauptstraße 73, 74535 Mainhardt, Tel.: 07903/3355

Weinheim (RG): **Petra Bartmann**, Pfadwiesenstraße 17, 69509 Mörlenbach, Tel.: 06209/5202

Wertheim/Külsheim (RG): **Judith u. Matthias Kunze**, Grenzweg 1, 97900 Külsheim, Tel.: 09345/6672

Wüstenrot (RG): **Sylvia Ankele**, Rosenstraße 20, 71543 Wüstenrot, Tel.: 07945/2158

▶ Bayern:

Ansbach (RG): **Roswitha Menath**, Würzburger Str. 41, 91522 Ansbach, Tel.: 0981/14823, Sprechstunde: Di 10.00 - 11.00 h
Eva Lindner, Am Bodenacker 6, 91586 Lichtenau, Tel.: 09827/6167

Aschaffenburg (RG): **Anneliese Euler**, Im Himbeergrund 7, 63864 Glattbach, Tel.: 06021/423947

Bamberg (RG): **Ruth Wissing**, Vogtstraße 8, 96049 Bamberg, Tel.: 0951/67353 (16.00 - 18.00 Uhr)

Bayreuth (RG): **Ina Nikol**, Warmensteinacher Straße 105a, 95448 Bayreuth, Tel.: 0921/93682

Bischofsheim/Wegfurth (RG): **Martina Bauner,** Am Kirchberg 16, 97653 Bischofsheim/Wegfurth, Tel. 09775/1414

Chiemgau (RG): **Heinrich Porschke**, Herbsdorfer Straße 17, 83365 Nussdorf im Chiemgau, Tel.: 08669/7238

Coburg (RG): Marion Resch, Gustav-Hirschfeld-Ring 18b, 96450 Coburg, Tel.: 09561/26505

Dingolfing/ Landau (RG): Waltraud Janus, zum alten Hofgarten 22a, 94405 Landau/Isar, Tel.: 09951/8051

Elsenfeld/ Miltenberg (RG):
- **Leidersbach: Dorothe Voigt**, Berliner Ring 5, 63839 Kleinwallstadt, Tel.: 06022/23721
- **Miltenberg: Brigitte Neuberger**, Duxlerstr. 1, 63897 Miltenberg, Tel.: 09371/6229

Forchheim (RG): Heidi Kolb, Balthasar-Schönfelder-Straße 5a, 91301 Forchheim Tel.: 09191/65984

Großraum Haßfurt (RG): Anita Schamberger, Sandersgrund 9, 97514 Oberaurach-Oberschleichach, Tel.: 09529/475,
Claudia Pasternak, Rudendorfer Weg 43, 96188 Stettfeld, Tel.: 09522/8200

Hof (RG): Angelika Müller, Ernst-Reuter-Straße 83, 85030 Hof, Tel.: 09281/61397, **Ute Ried**, Steinweg 52, 95032 Hof, Tel.: 09281/52455

Landau (RG): Waltraud Janus, Zum alten Hofgarten 22a, 94405 Landau, Tel.: 09951/8051

Landkreis Kehlheim (RG): Petra Knecht, Kirchberg 16a, 93358 Train, Tel.: 09444/8548, **Manuela Biberger**, Kellerbachstraße 2, 93326 Abensberg, Tel.: 09443/2753

Landshut (RG): Alexandra Stamp, Nikolastraße 31, 84034 Landshut

München (RG):
- **München-Stadt: Agnes Glahn**, Tel.: 089/3194128
- **Aichach/Augsburg/Neuburg: Erika Jänicke**, Walchshofener Straße 4, 86556 Kübach, Tel.: 08257/1705
- **Ottobrunn: Gabriele Steininger**, Tel.: 089/6097251

Neustadt/Saale (RG): Josef u. Gisela Reichert, Rainstraße 29, 97714 Rottershausen, Tel.: 09738/1722

Nürnberg (RG):
- **Nürnberg/Stein und Umland: Friedo Pagel**, Schweriner Straße 54, 90425 Nürnberg, Tel/Fax: 0911/3849465 (Ansage Gruppentreffen, Anrufbeantworter, Fax)
- **Christine Ranzijn**, Fürther Straße 6, 90587 Veitsbronn, Tel.: 0911/756431

Passau/Land (RG): Elvira Schneider, Lindenbergweg 2, 94113 Tiefenbach, Tel.: 08509/934058

Pfarrkirchen (RG): Waltraud Stadler, Wittelsbacherstraße 10, 84347 Pfarrkirchen, Tel.: 08561/4341

<u>Roth (KA):</u> **Anita Piewak**, Steinackerstraße 1, 91154 Roth, Tel.: 09171/5674

<u>Rothenburg (RG):</u> **Ursula Schenk**, Uttenhofer Weg 53, 97215 Uffenheim

<u>Töging (RG):</u> **Katrin Augenstein**, Nelkenstraße 9, 84513 Töging am Inn, Tel.: 08631/928739

<u>Viechtach (RG):</u> **Anna-Maria Schwital**, Bäckergasse 2, 94234 Viechtach, Tel.: 09942/3435

<u>Weißenburg (KA):</u> **Annegret Dotzauer**, Ziegelweg 2, 91792 Ellingen, Tel.: 09141/70156

<u>Würzburg (RG):</u> **Silvia Albert**, Karlstadter Straße 34, 97450 Arnstein, Tel.: 09363/5730

<u>Wunsiedel (RG f. Erwachsene):</u> **Renate Hess,** Döbereinerstr. 3, 95632 Wunsiedel, Tel.: 09232/7263, Fax.: 09232/8267

▶ Hamburg:

<u>Hamburg (RG):</u> **Susanne Augstein** und **Wilfriede Olesen-Henschel**, Bodestraße 28, 21031 Hamburg, Tel.: 040/395554

▶ Hessen:

<u>Babenhausen (RG):</u> **Dorothea Senger**, Schillerstraße 3, 64832 Babenhausen, Tel.: 06073/88137 und **Stefanie Moser**, Altheimer Straße 27, 64832 Babenhausen, Tel.: 06073/61830

<u>Dillenburg (RG):</u> **Barbara Wolff**, Nassaustraße 53, 35683 Dillenburg, Tel.: 02771/31378

<u>Hünfelden (RG):</u> **„Gesprächskreis Lernprobleme“**
Birgit Ruf, Schlimmstraße 26, 65597 Hünfelden, Tel.: 06431/45127

<u>Echzell (RG f. Erwachsene):</u> **Ilona Christoph**, Hauptstraße 13, 61209 Echzell (Wetterau), Tel.: 06008/7581

<u>Frankfurt (RG):</u> **Dagmar Dietz**, Ligusterweg 32, 60433 Frankfurt, Tel.: 069/540822

<u>Großraum Main-Kinzig (RG):</u> **Bärbl Hahn**, Römerstraße 10, 63526 Erlensee, Tel.: 06183/5660, **Dr. Hans Dieter Hüwer**, Spessartstr. 27, 63505 Langenselbold, Tel.: 06184/62002

<u>Idstein (RG):</u> **Patrizia am Weg**, Auf der Au 4, 65510 Idstein, Tel.: 06126/57701

<u>**Neu-Isenburg (RG):**</u> **„ADES – Aufmerksamkeits-Defizit-Eltern-Selbsthilfe Rhein-Main“, Barbara Wigand**, Herderstraße 6-8, 63263 Neu-Isenburg, Tel.: 06102/1555, Fax.: 06102/1556
Klaus-Peter Meeth, Sandweg 3, 63225 Langen, Tel.: 06103/22527, Fax.: 06103/79495

<u>**Nidda (RG):**</u> **Alfred Kister**, Abellstraße 25, 63667 Nidda, Tel.: 06043/2659

<u>**Pohlheim (RG):**</u> **Irmtraud Henkel**, Erfurter Straße 18, 35415 Pohlheim, Tel.: 06403/96036

<u>**Taunusstein (RG f. Erwachsene):**</u> **Martina Bothe**, Zu den Quellen 10, 65232 Taunusstein, Tel.: 06128/73717

▶ Mecklenburg-Vorpommern

<u>**Stralsund (KA):**</u> **Kerstin Vesely**, Damaschkeweg 75, 18437 Stralsund, Tel.: 05142/494488

▶ Niedersachsen:

<u>**Eschede (RG):**</u> **„Gesprächskreis Struwwelpeter“**
Christina Brockmann, Uelzener Str 36, 29348 Eschede, Tel.: 05142/1674

<u>**Hankensbüttel (RG):**</u> **Dr. Ute Ringeling**, Amtsweg 18, 29386 Hankensbüttel, Tel.: 05832/312 und **Kerstin Tellermann**, Goethestraße 18a, 29386 Hankensbüttel, Tel.: 05832/6314

<u>**Helmstedt (RG):**</u> **Gabriele Wissemann**, Freiherr-von-Stein-Straße 65, 38350 Helmstedt, Tel.: 05351/424765

<u>**Oldenburg (RG):**</u> **Anja Mahne-Rohr**, Zaunkönigstraße 18, 26135 Oldenburg, Tel.: 0441/2048353

<u>**Schöppenstedt (RG):**</u> **Silke Seeger**, Am Gänsemarkt 1, 38170 Vahlberg, Tel.: 05332/3707

<u>**Soltau (RG):**</u> **Dr. Lutz Krüger-Ruda**, Walsroder Straße 8, 29614 Soltau, Tel.: 05191/99090; Fax: 05191/99091

<u>**Walsrode (KA):**</u> **Dr. Petra Wenzel**, Vethem 14, 29664 Walsrode, Tel.: 05166/91007

▶ Nordrhein-Westfalen:

Brilon (RG): **Peter Pannenbäcker**, Buchenring 11, 59929 Brilon-Alme, (Hochsauerlandkreis), Tel.: 02964/691

Bünde (RG): **Dirk Lömker**, Friggastraße 5, 32257 Bünde, Tel.: 05223/10916

Grefrath (RG): **Helga Lambertz,** Steckendorf 23, 47929 Grefrath, Tel. 02158/4311

Straelen (RG): **Angelika Weiß,** Großmarktstraße 7, 47638 Straelen, Tel/Fax: 02834/7532

Sundern (RG): **Elisabeth Klusmeier**, Maria-Kahle-Straße 5, 59846 Sundern, Tel.: 02933/5706

Weeze (RG): **Dieter Fuchs**, Auf der Schanz 23, 47652 Weeze, Tel.: 02837/95070

▶ Rheinland-Pfalz:

Eisenberg (RG): **Andrea Geiger**, Im Kindchestal 19a, 67304 Eisenberg, Tel.: 06351/37377

Gerolstein (RG): **Dr. Dominique Berthold**, Sarresdorfer Straße 43, 54568 Gerolstein, Tel.: 06591/234

Herxheim (RG): **Norbert Röller**, Habertsgasse 32, 76863 Herxheim, Tel./Fax: 07276/5844

Trier (RG): **Ursula Hannes**, In der Ringebach 3, 54344 Kenn, Tel.: 06502/95320 (ab 16.00 Uhr), Fax: 06502/95329

▶ Sachsen:

Bautzen (RG): **Utta Winzer**, Beethovenstraße 276, 02625 Bautzen, Tel.: 03591/210257

Görlitz (RG): **„Hyperaktives Kind Görlitz", Grit Ringk**, Hilgerstraße 9, 02826 Görlitz, Tel.: 03581/305064

▶ Sachsen-Anhalt:

Zeitz (RG): **Angelika Ihbe**, Straße der Jugend 12, 06725 Profen, Tel.: 034424/21250

▶ Schleswig-Holstein:

Barmstedt (RG): **Elisabeth Reimer-Philippeit**, Haderslebener Straße 8, 25355 Elmshorn, Tel.: 04121/88911,
Therese Götz, Rosenstraße 16, 25335 Sparrieshoop, Tel.: 04121/83432

Heist (RG): **Jörg Mekelnburg**, Hauptstraße 7a, 25492 Heist, Tel.: 04122/81820
Martin Kubetz, Godewindweg 15, 25336 Elmshorn, Tel.: 04121/462723

Nübel (RG): **Dagmar Stache**, Schulstraße 9, 24881 Nübel, Tel.: 04621/53172

▶ Thüringen:

Erfurt (RG): **Kadrin Klein**, Borntalweg 19, 99092 Erfurt, Tel.: 0361/2110118

Neuhaus- Schierschnitz (RG): **„Elterninitiative für Kinder mit einem Aufmerksamkeits-Defizit-Syndrom“**
Dr. med. Regina Scholz, Bahnhofstr. 20, 96524 Neuhaus-Schierschnitz, Tel.: 036764/72221 (Praxis); /744578 (Privat), **Manuela Gögel**, Lindenstraße 31c, 96524 Weidhausen, Tel.: 03675/401030, **Angela Zilensek**, Sonneberger Straße 70a, 96524 Neuhaus-Schierschnitz, Tel.: 036764/70163

Pößneck (KA): **Margit Wilde**, Hohes Gäßchen 3, 07381 Pößneck, Tel.: 03647/425014

Saalfeld-Rudolstadt (RG): **Silvia Brückner**, Schulweg 10, 07426 Dörnfeld vor der Heide, Tel.: 036738/42973

Es entstehen laufend neue Regionalgruppen unter dem Dach des BV-AH e.V., darunter inzwischen auch eine Reihe von Erwachsenenselbsthilfegruppen.

Fordern Sie daher eine aktuelle Regionalgruppenliste bei der Geschäftsstelle des BV-AH e.V. in Forchheim an!

Bitte legen Sie ihrer Anforderung ein mit 3,00 DM frankiertes Rückkuvert bei!

Mit dem BVdE assoziierte Vereine

▶ Baden-Württemberg:

Weinstadt: **„AdS e.V.“** , Postfach 1165, 73055 Ebersbach, Tel./Fax.: 07163/2855

- **Gesprächskreis Esslingen-Berkheim: Fam. Katz**, Tel.: 0711/3450757
- **Gesprächskreis Göppingen/Ebersbach: Fam. Townson**, Tel.: 07163/2855
- **Gesprächskreis Laichingen: Fam. Borkert**, 07337/7256
- **Gesprächskreis Ludwigsburg: Fam. Brutschin**, Tel. 07141/460150 und **Fam. Strokis**, Tel. 07141/490489
- **Gesprächskreis Oberstenfeld: Fam. de Bell**, Tel.: 07062/931497
- **Gesprächskreis Pforzheim: Fam. Flöter**, Tel.: 07042/13738
- **Gesprächskreis Vaihingen/Enz: Brigitte Flöter**, Tel.: 07042/13738 und **Fam. Gebhard**, Tel.: 07147/6194
- **Gesprächskreis Winnenden: Fam. Foitzik**, Tel.: 07195/986865

▶ Niedersachsen:

Göttingen: **„EIFER e.V.“**

- **ADS-Gesprächskreis Göttingen: Veronika Hartart**, Tel.: 0551/73104
- **ADS-Gesprächskreis Einbeck:** **Birgit Achatz**, Tel.: 05561/74822
- **ADS-Gesprächskreis Northeim:** **Heidemarie Dobrick**, Tel.: 05551/51561
- **ADS-Gesprächskreis Stadtoldendorf: Heide Schorak,** Tel. 05532/2559

▶ Sachsen:

Falkenstein: **Bärbel Strohbach,** Tel.: 03745/72201

▶ Thüringen:

Eisenach: **„Elterninitiative zur Förderung hyperaktiver Kinder“**
Regina Schrage, Tel.: 03691/215555

Großbreitenbach: **SHG „Hyperaktives Kind“**
Petra Beier, Tel.: 036781/40228

Therapieprogramm für Kinder mit hyperkinetischem und oppositionellem Problemverhalten (THOP)

Das Therapieprogramm ist zur Behandlung von Kindern mit hyperkinetischen oder oppositionellen Verhaltensauffälligkeiten im Alter von drei bis zwölf Jahren geeignet. Im Anschluß an eine umfassende Diagnostik ermöglicht das Programm eine Therapie, die an den individuellen Verhaltensproblemen des Kindes in der Familie und im Kindergarten bzw. in der Schule ausgerichtet ist. Gemeinsam mit Eltern und Kind bzw. mit Erziehern/Lehrern und Kind werden Interventionen in der Familie und im Kindergarten oder in der Schule entwickelt. Darüber hinaus werden für den ärztlichen Therapeuten Hinweise zur medikamentösen Therapie hyperkinetischer Störungen gegeben.

Kern des Therapieprogrammes stellt das Eltern-Kind-Programm dar, das aus 21 Behandlungsbausteinen besteht, die in sechs Themenkomplexen gruppiert sind: Problemdefinition, Entwicklung eines Störungskonzeptes und Behandlungsplan • Förderung positiver Eltern-Kind-Interaktionen und Eltern-Kind-Beziehungen • Pädagogisch-therapeutische Interventionen zur Verminderung von impulsivem und oppositionellem Verhalten • Spezielle operante Methoden • Interventionen bei spezifischen Verhaltensproblemen • Stabilisierung der Effekte.

Manfred Döpfner/Stephanie Schürmann/Jan Frölich
Therapieprogramm für Kinder mit hyperkinetischem und oppositionellem Problemverhalten - THOP
1997. 428 Seiten. Gebunden.
DM 128,-
ISBN 3-621-27356-5

Das Eltern-Buch zum erfolgreichen Therapieprogramm für Kinder mit hyperkinetischem und oppositionellem Problemverhalten (THOP)

Kinder mit hyperaktivem und oppositionellem Verhalten stellen oft eine große Belastung für den Familienalltag dar. Aber Eltern sind ihren Problemkindern nicht hilflos ausgeliefert: In diesem Buch wird gezeigt, wie sie sich (und ihren Kindern) helfen können!

In Anlehnung und als Ergänzung zum erfolgreichen THOP haben die Autoren ein Elternbuch entwickelt, das alles Wissenswerte zu Störung und Therapie enthält:

- Im ersten Teil werden Eltern über die Problematik, die Ursachen, den Verlauf und vor allem die Hilfsmöglichkeiten aufgeklärt.
- Der zweite Teil enthält einen Elternleitfaden, der in 14 Stufen schrittweise Möglichkeiten zur Verminderung der Verhaltensprobleme in der Familie aufzeigt.
- Der dritte Teil ergänzt den Elternleitfaden durch konkrete Anwendungsbeispiele, in denen typische Probleme und ihre Lösungsmöglichkeiten beschrieben sind, z.B.: Was mache ich, wenn sich mein Kind nicht alleine beschäftigen kann? Wie löse ich den täglichen Hausaufgaben-Krieg?
- Der vierte Teil enthält Arbeitsblätter und Memo-Karten, die bei der Umsetzung des Elternleitfadens hilfreich sind.

Das Buch kann im Rahmen der Behandlung des Kindes bei einem Psychotherapeuten oder Arzt zur Information der Eltern eingesetzt werden. Da viele der Arbeitsmaterialien des THOP im Elternbuch enthalten sind, entfällt das lästige Kopieren für den Therapeuten.

Es ist auch als Selbsthilfeprogramm für Eltern geeignet, die sich eigenständig mit den Problemen ihres Kindes beschäftigen möchten.

Manfred Döpfner/Stephanie Schürmann/Gerd Lehmkuhl
Wackelpeter & Trotzkopf
Hilfen bei hyperkinetischem und oppositionellem Verhalten
1999. Ca. 180 Seiten. Broschiert.
Ca. DM 38,-
ISBN 3-621-27431-6

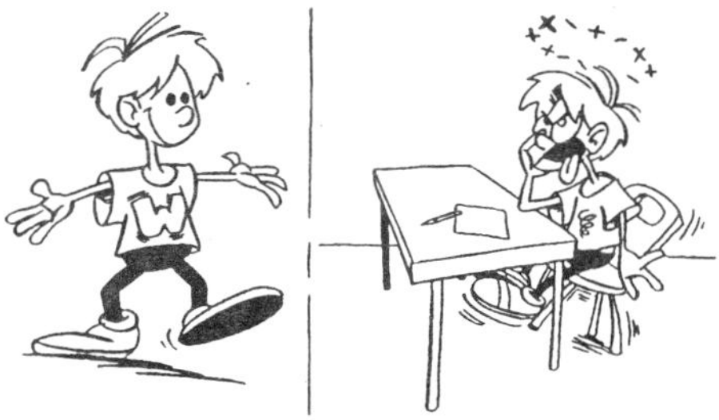

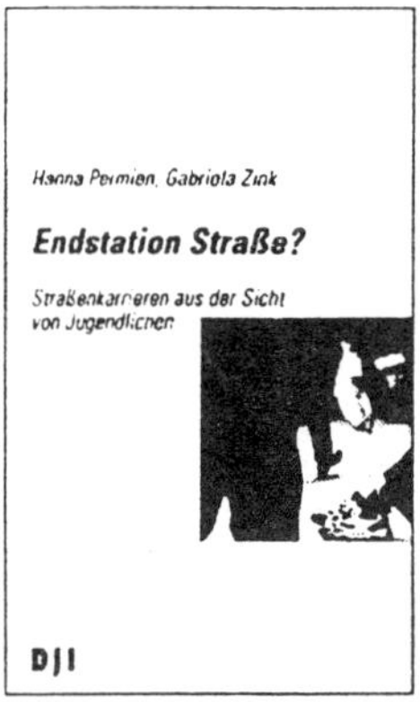

Hanna Permien
Gabriela Zink

Endstation Straße?

Straßenkarrieren aus der Sicht von Jugendlichen. 1998, 396 S., br. DM/sFr 48,00;öS 350,00, DJI Verlag Deutsches Jugendinstitut München. Alleinauslieferung Juventa Verlag, Weinheim und München.
ISBN 3 87966 379 3, Bestellnummer: 6379 3

Straßenkinder gibt es nicht nur in den Metropolen Südamerikas, sondern auch in Großstädten mitten in Deutschland: Jugendliche, für die "die Straße" (zeitweise) zum Lebensmittelpunkt geworden ist und die oft nur noch lose Bezüge zu ihren Familien sowie zu Schule oder Ausbildung haben. Die hier vorgelegten Ergebnisse einer Studie des Deutschen Jugendinstituts beruhen auf einer Befragung von ExpertInnen, vor allem aber auf Interviews mit fast 60 Jugendlichen in Leipzig und Nürnberg sowie auf Beobachtungen der Lebenswelt "Straße".
Unter einer karrieretheoretischen Perspektive werden Muster der Ausgangsbedingungen, der Einstiege und der weiteren Verläufe von Straßenkarrieren herausgearbeitet. Anhand von Fallbeispielen gibt das Buch Aufschluß über die Sicht der Jugendlichen selbst, auf ihre Herkunftsfamilien, die Auslöser für ihre Flucht und das Leben "in der Szene". Deutlich wird auch, wie ihre Erfahrungen mit Jugendhilfe, Polizei und Justiz Entstehung und Verlauf ihrer Karrieren beeinflussen.
Vor dem Hintergrund der auf diese Weise rekonstruierten Straßenkarrieren und ihren Bedingungen werden die Ziele und das konkrete Handeln der Jugendhilfe in ihrer Arbeit mit weitgehend desintegrierten Kindern und Jugendlichen kritisch in den Blick genommen. Das Buch schließt mit Anregungen zur Förderung von biographieorientierten Sicht- und Arbeitsweisen in der Jugendhilfe, die dazu beitragen können, der Entstehung und Verfestigung von Straßenkarrieren entgegenzuwirken.

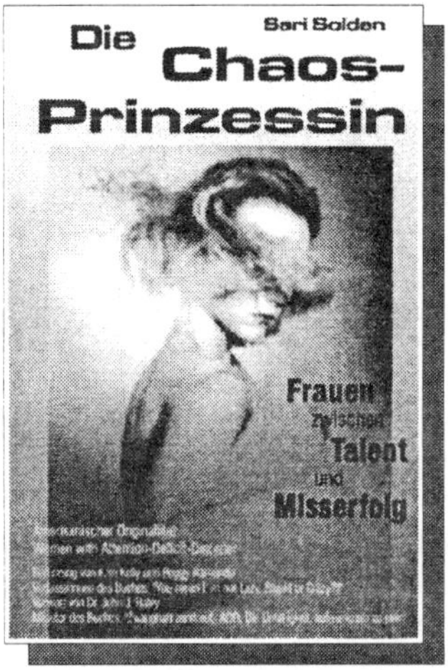

Sari Solden
Die Chaosprinzessin

Frauen zwischen Talent und Misserfolg

Amerikanischer Originaltitel:
Women with Attention-Deficit-Disorder
Herausgeber:
Bundesverband der Elterninitiativen
zur Förderung hyperaktiver Kinder e.V.

Deutsch von: Diana Schwarz
ca. 290 Seiten
DM 29,80; Euro 15,20
ISBN 3-933067-02-2

Mit diesem Buch hat Sari Solden wahre Pionierarbeit auf dem Gebiet des ADS geleistet: Auf der Basis wirklicher Lebensgeschichten und ihrer neuesten klinischen Unter-suchungen hat sie eine neue Screening-Liste ganz speziell für Frauen entworfen. Sie beleuchtet die besonderen Herausforderungen, mit denen Frauen mit ADS sich auseinandersetzen müssen und beschreibt, worauf man bei der Behandlung und der Beratung achten muss. Sie skizziert die Schritte, die den Frauen die Kraft geben, ihr Leben zu verändern.

Solden beschreibt ganz deutlich die Scham, die viele Frauen darüber empfinden, dass sie die Erwartungen, die man ihnen bereits in frühester Kindheit eingeimpft hat, nicht erfüllen können. Mit Hilfe von Übungen, Selbstgesprächen und persönlichen Berichten von Patientinnen hilft sie Frauen, ihr Selbstbild als "Schlampe" oder "Weggetretene" abzulegen und ihren Erfolg auf ihre Art zu genießen.

Dr. Johanna Krause
Autorin des Buches "Leben mit hyperaktiven Kindern":

Bei Frauen tritt die Aufmerksamkeitsdefizit-Störung häufig ohne begleitende Hyper-aktivität auf. Dieser Mangel an "lärmenden Symptomen" führt dazu, dass die Klagen über Antriebsmangel und fehlende Übersicht im Alltagsleben nicht als behandlungsbedürftige Krankheit erkannt werden. Frauen bleiben so ihrem inneren und äußeren Chaos selbst überlassen. Sari Solden hat aus ihrer Erfahrung als Psychotherapeutin und Betroffene die Symptome dieser Störung bei Frauen, ihre Behandlung und Wege zur Selbsthilfe, in ihrem 1995 in den USA erschienen Buch "Women with ADD" erstmals anschaulich und umfassend dargestellt. Mit der vorliegenden Ubersetzung soll das nicht seltene Krankheitsbild auch im deutschsprachigen Raum einem breiten Leserkreis bekannt werden.

Was tun mit „Zappelphilipp & Co.“?

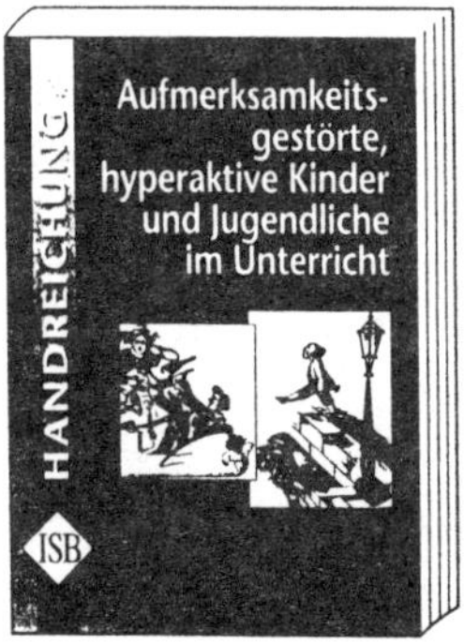

Antworten, Anregungen und Hilfestellungen für alle, die mit Kindern zu tun haben

Auer Verlag GmbH

Staatsinsitut für Schulpädagogik und Bildungsforschung München (Hrsg.)

Aufmerksamkeitsgestörte, hyperaktive Kinder und Jugendliche im Unterricht

114 Seiten, Best.-Nr. 3248, DM 24,80
Auer Verlag, Donauwörth

...

Die Handreichung soll einen Beitrag dazu leisten, aufmerksamkeitsgestörten, hyperaktiven Kindern und Jugendlichen in der Schule gerecht zu werden. Sie soll Informationen, die es in Hülle und Fülle gibt, für die Schule aufbereiten, Lehrerinnen und Lehrer auf der Suche nach praktizierbaren Unterrichtsprinzipien unterstützen und die Notwendigkeit der Zusammenarbeit zwischen Schule, Eltern, Ärzten und Therapeuten betonen.

Das Buch setzt sich aus drei Teilen zusammen:

- Aufmerksamkeitsstörungen/Hyperaktivität, was ist das?
  Gängige Fragen zum Thema werden relativ knapp beantwortet, damit man einen allgemeinen Überblick über die Thematik erhält
- Aufmerksamkeitsstörung/Hyperaktivität in der Schule:
  Hier findet man Hinweise, wie man in der Schule sowohl aufmerksamkeitsgestörten Kindern und Jugendlichen als auch der gesamten Klasse und sich selbst als Lehrer gerecht werden kann. Es handelt sich um eine Sammlung erprobter pädagogischer Maßnahmen, die selbstverstädnlich persönlichen Konzepten und der persönlichen Situation angepaßt werden müssen. Sie sind nicht als Rezepte zu verstehen, sondern als Denkanstoß.
- Krankheitsbild, Diagnostik und Therapie:
  Dieser Teil widmet sich den medizinischen und psychologischen Fragen.
- Im Anhang finden Sie Hinweise zu weiterführender Literatur und Adressen, die für die Arbeit mit aufmerksamkeitsgestörten, hyperaktiven Kindern und Jugendlichen von Bedeutung sein können.

Das Video zum Thema

Das Video zum ISB-Band *Aufmerksamkeitsgestörte, hyperaktive Kinder und Jugendliche im Unterricht* ist eine Co-Produktion der Stadtbildstelle Nürnberg und des Staatsinstituts für Schulpädagogik und Bildungsforschung München und kann über die Stadtbildstelle Nürnberg zum Preis von DM 34,- bezogen werden (Fürther Str. 80 a, 90429 Nürnberg)

BUNDES**V**ERBAND **d**er **E**lterninitiativen zur Förderung hyperaktiver Kinder e.V

Wir empfehlen folgende Bücher zum Thema „Hyperaktivität"

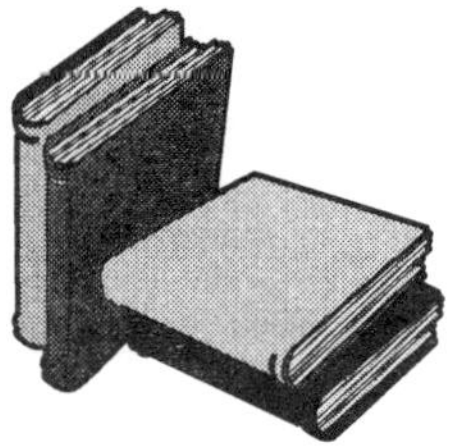

1. **Ayres, J.**: „***Bausteine der kindlichen Entwicklung***", Springer-Verlag Dr. W.
2. **Aust-Claus**, Elisabeth, **Hammer**, Petra-Marina: „***Auch das Lernen kann man lernen***", Oberstebrink & Partner-Verlag
3. **Aust-Claus**, Elisabeth, **Hammer**, Petra-Marina: **„*A.D.S. – So kommt Ihr Kind klar mit dem Chaos im Kopf*"** *„Neue Konzentrationshilfen für Zappelphilippe und Träumer"*, Oberstebrink & Partner-Verlag. **Neuerscheinung April 1999**
3. **Buck**, E. u. **Biasin,** U., **„*Wolkenspiel und Trommeltanz*"** (musikalische Bewegungsspiele), Schott Verlag, 1997
5. **BVdE** (Hrsg.): „***Aufmerksamkeits-Defizit-Syndrom aus medizinischer Sicht***", Bundesverband der Elterninitiativen zur Förderung hyperaktiver Kinder e.V., München, Forchheim 1999[2]
6. **BVdE** (Hrsg.): **„*Unser Kind ist hyperaktiv! Was nun?*"**, Bundesverband der Elterninitiativen zur Förderung hyperaktiver Kinder, München, Forchheim 1998[2]
7. **Döpfner**, M., **Schürmann**, St., **Frölich**, J.: **„*Therapieprogramm für Kinder mit hyperkinetischem und oppositionellem Problemverhalten – THOP*"**, Psychologie Verlags-Union (BELTZ), Weinheim 1998[2]
8. **Döpfner**, M., **Schürmann**, St., **Lehmkul**, G: **„*Wackelpeter und Trotzkopf –*** *Hilfen bei hyperkinetischem und oppositionellem Verhalten"*, Psychologie Verlags-Union (BELTZ), Weinheim 1999
9. **Czervenka / Bolvansky**: „***Hyperaktive Kinder***", Beltz Verlag
10. **Eichlseder,**W: „***Unkonzentriert – Hilfen für hyperaktive Kinder und ihre Eltern***", Beltz-Quadriga-Verlag
11. **Franke,** U. (Hrsg.): „***Aggressive und hyperaktive Kinder in der Therapie***", Springer-Verlag
12. **Grissemann**, H.: „***Hyperaktive Kinder*** *- Kinder mit minimaler zerebraler Dysfunktion und vegetativer Labilität als Aufgabe der Pädagogik*", Huber-Verlag

13. **Hartmann**, Jutta: „***Zappelphilipp/ Störenfried/ hyperaktive Kinder***"
14. **Hartmann**, Thom: „***Eine andere Art die Welt zu sehen*** – *Das Aufmerksamkeits-Defizit-Syndrom ADD"*, Schmidt Römhild-Verlag
15. **Hallowell**, Edward M., Ratey, John: „***Zwanghaft zerstreut*** – *ADD, die Unfähigkeit, aufmerksam zu sein*", Rowohlt Verlag
16. **Kiphard**, E.J.: „***Leibesübung als Therapie***", *Flöttmann Verlag, Gütersloh*
17. **Klasen**, E.: „***Legasthenie- umschriebene Lese-Rechtschreib-Störung***", Piper Verlag München, Chapman & Hall Weinheim
18. **Köckenberger**, H., **Gaiser**, G.: „***Sei doch endlich still***" (Entspannungsgeschichten und –spiele), Borgmann Verlag, 1996
19. **Krause**, J.: „***Leben mit hyperaktiven Kindern***", Bundesverband der Elterninitiativen zur Förderung hyperaktiver Kinder e.V., München, Forchheim 1998[2]
20. **Neuhaus**, Cordula: „***Das hyperaktive Kind und seine Probleme***" Ravensburger Verlag, 1996
21. **Nissen**, G. / **Knoelker** (Hrsg.): „***Therapeutische Probleme bei psychomotorisch unruhigen Kindern***", Thieme-Verlag
22. **Passold**, M. (Hrsg.): „***Hyperaktive Kinder: Psychomotorische Therapie***", Ernst Reinhardt Verlag, München/Basel
23. **Pferseer**, Evelyn: „***Zappelphilipp und Hampelliese***", Pattloch Verlag
24. **Ruf-Bächtiger**, L.: „***Das frühkindliche, psychoorganische Syndrom***", Thieme-Verlag
25. **Rusch**, R.: „***Zappelhannes***", Anrich-Verlag, Kevelaer
26. **Solden**, S.: „***Die Chaosprinzessin*** – *Frauen zwischen Talent und Mißerfolg*", BVdE zur Förderung hyperaktiver Kinder e.V. (Hrsg.), München, Forchheim, **Neuerscheinung Mai 1999**
27. **Spallek**, Roswitha: „***Mama, magst du mich?***", Verlag Wilfried Eppe
28. **Steinhausen**, H.C. (Hrsg.): „***Das konzentrationsgestörte und hyperaktive Kind***", Kohlhammer Verlag
29. **Taylor**, E.: „***Das hyperaktive Kind***", Hippokrates-Verlag, Stuttgart
30. **Trott**, G.-E.: „***Das hyperkinetische Syndrom und seine medikamentöse Behandlung***", Verlag Johann Ambrosius Barth, Leipzig - Berlin - Heidelberg
31. **Walter**, U.: „***Mein wildes, liebes Teufelchen***", Verlag Gesundheit, Berlin 1992
32. **Wender**; P.: „***Das hyperaktive Kind***"; Ravensburg-Verlag

Folgende Informationsschriften halten wir für Sie derzeit bereit:

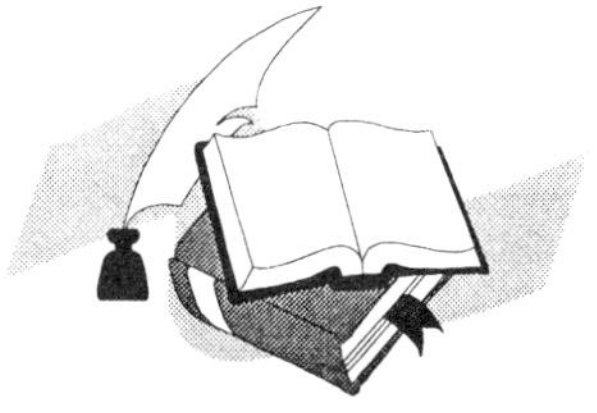

- BVdE-Faltblatt: *Kurzinformationen*
- BVdE-Vereinszeitschrift *„Was nun?"* Ausgabe II/2000 (Jahrbuch)
- BVdE-Vereinszeitschrift *„Was nun?"* Ausgabe I/98 (Fachheft)
- BV-AH: ***„Wenn die Fetzen fliegen! Was nun?*** (Fachheft), ISBN 3-933067-05-7
- BVdE: ***„Unser Kind ist hyperaktiv! Was nun?"***, ISBN 3-00-000507-2, 1998[2]
- BVdE-Schriftenreihe Heft 1,: ***„ADS aus medizinischer Sicht"***, ISBN 3-933067-00-6, 1999[2]
- Große, G.: ***„Hyperaktiv – wie Michel aus Lönneberga"***, ISBN 3-933067-04-9
- Skrodzki, K./Mertens, K.: ***„Praxis interdisziplinär – in der Arbeit mit hyperaktiven Kindern und Jugendlichen"***, ISBN 3-933067-07-3, 2001
- Solden, S.: ***„Die Chaosprinzessin – Frauen zwischen Talent und Mißerfolg"***, aus dem Amerikanischen von Diana Schwarz, BVdE (Hrsg.), München, Forchheim, ISBN 3-933067-02-2, 2001[3]
- BVdE: ***„Empfehlungen für den Umgang mit hyperaktiven Kindern in Kindergarten und Schule"*** (Sammlung von Einzelbeiträgen)
- Braun, Irene u. Hans G.: ***„Hilfen im schulischen Alltag mit hyperaktiven Kindern"***
- Gordon, Michael (Dt. Übersetzung M. Ryffel): ***„Hilfe mein Bruder kommt"***
- (Kinderbuch)
- Gordon, Michael (Dt. Übersetzung M. Ryffel): ***„Ich würde, wenn ich könnte"*** (Jugendbuch)
- Gordon, Michael (Dt.Übersetzung M. Ryffel): ***„Zappelmax! Sei nun endlich still und passe auf!"*** (Kinderbuch)

Die Informationsschriften können Sie beim Bundesverband anfordern.
(BVdE zur Förderung hyperaktiver Kinder, Postfach 60, 91291 Forchheim)

Für Mitglieder sind die Schriften/Bücher teilweise kostenfrei bzw. preisermäßigt! Nichtmitgliedern wird ein Unkostenbeitrag zzgl. Porto und Verpackung in Rechnung gestellt. Fordern Sie ggf. eine Bestell/Preisliste an!

Sachregister

T

U

V

W

Z

Aus dem Verlagsprogramm des BV-AH e.V.

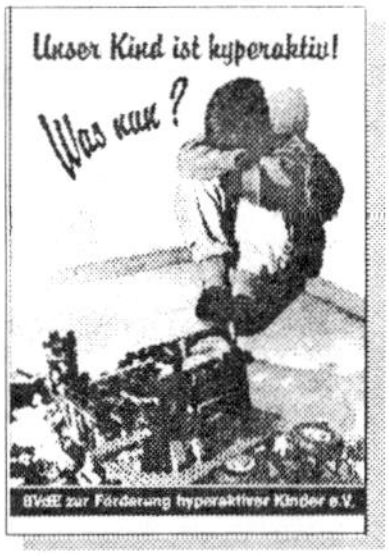

"Unser Kind ist hyperaktiv! Was nun?", ISBN 3-00-000507-2

In diesem Taschenbuch geben erfahrene Fachleute einen Einblick in die Probleme, die für alle Betroffene aus dem Krankheitsbild „ADS" resultieren. Sie zeigen die medizinischen Grundlagen sowie die medizinische Therapie bei ADS auf, stellen mögliche Begleittherapien zur günstigen Beeinflussung der ADS vor und widmen sich dem zermürbenden Problemkreis Schule. Darüber hinaus werden Möglichkeiten der beruflichen Förderung ADS-betroffener Jugendlicher aufgezeigt, die aktuelle Problematik des ADS bei Erwachsnen angesprochen und schließlich Hilfe zum Umgang mit der ADS angeboten.

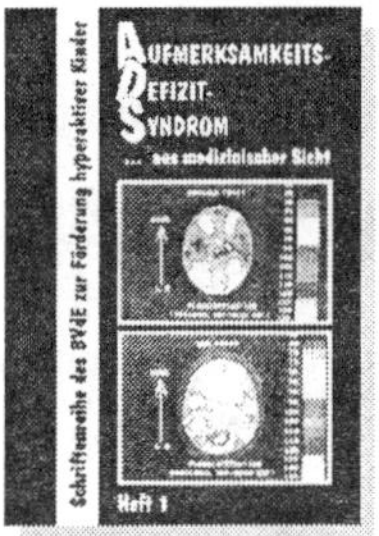

"Aufmerksamkeits-Defizit-Syndrom aus medizinischer Sicht"
ISBN 3-933067-00-6

In diesem Band soll eine Einführung in das Krankheitsbild AD(H)S aus rein medizinischer Sicht vorgenommen werden. Die einzelnen Beiträge sind von kompetenten Fachleuten/Ärzten verfasst und richten sich an Mediziner, die erst neu mit dieser Materie konfrontiert sind.

Ebenso kann dieser Band dem sachkundigen Betroffenen vertiefte Einblicke in Ursachen, Diagnoseverfahren und Therapieansätze sowie in die Wirkungsabläufe der medikamentösen Behandlung von ADS geben.

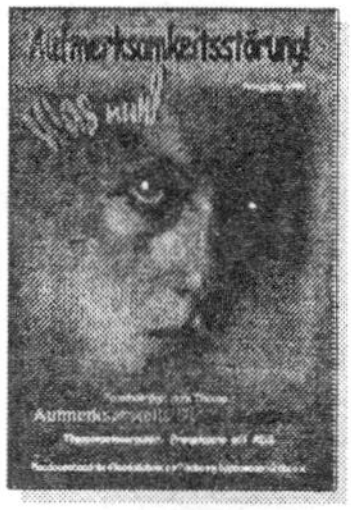

"Aufmerksamkeitsstörung! Was nun?, ISBN 3-933067-03-0

Dieses Taschenbuch enthält eine Reihe von Fachbeiträgen speziell zur Jugendlichen- und Erwachsenenproblematik bei ADS. Des weiteren wird auf das Gilles de la Tourette Syndrom als häufiger Begleiter der ADS eingegangen und THOP, ein multimodales Therapieprogramm zu Behandlung von Kindern mit hyperkinetischem und oppositionellem Problemverhalten vorgestellt.

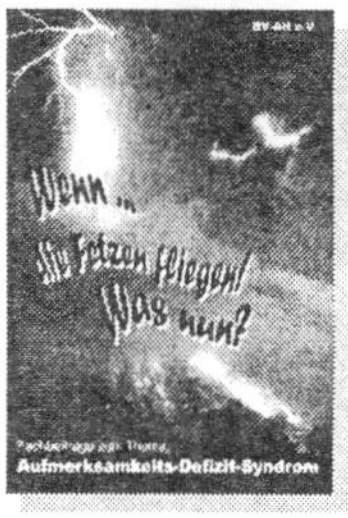

"Wenn die Fetzen fliegen! Was nun?, ISBN 3-933067-05-7

Die Autoren dieses Fachbuches beschäftigen sich allgemein mit dem Krankheitsbild Aufmerksamkeitsdefizitstörung im Kindes,. Jugendlichen- und Erwachsenenalters und setzen sich verstärkt mit der medikamentösen Behandlung von ADS auseinander. Die Impulsivität, als einen der zentralen Merkmale der ADS wird in einem gesonderten Beitrag abgehandelt.

Mit „Äktsch'n im Koffer" wird letztendlich ein psychomotorisches Konzept zur positiven Beeinflussung impulsiven und oppositionellen Problemverhaltens vorgestellt.

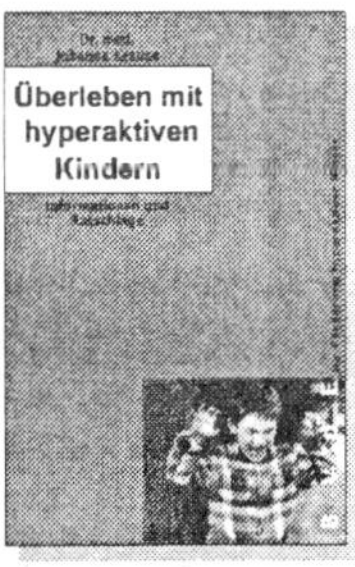

Krause, Johanna: "Überleben mit hyperaktiven Kindern,
ISBN 3-933067-06-5

Dieses Buch ist eine Anleitung zum besseren Verständnis des hyperkinetischen Syndroms und bietet Hilfe im Umgang mit den Betroffenen. Neben der Symptomatik und den Ursachen des hyperkinetischen Syndroms wird die erforderliche medizinische und psychologische Diagnostik dargestellt sowie Möglichkeiten der Behandlung und der Entwicklungsverlauf eines Kindes mit dieser Störung aufgezeigt.. in der Neuauflage dieses Buchklassikers wird die weniger auffällige Hypoaktivität deutlich stärker gewichtet.

Aus dem Verlagsprogramm des BV-AH e.V.

Große, Gisela: „Hyperaktiv – wie Michel aus Lönneberga", ISBN 3-933067-04-9

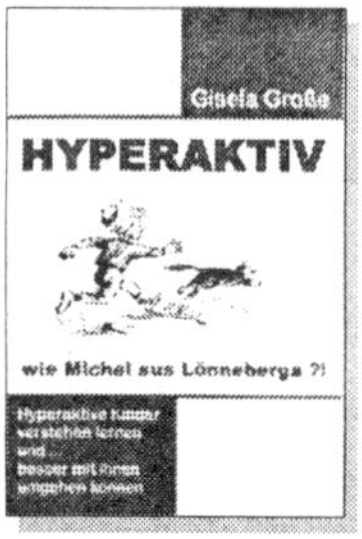

Das oft schwierige Einfühlen in hyperaktive Kinder und ihre Probleme gelingt in diesem Buch mit Hilfe der Geschichte des wohlbekannten Michel aus Lönneberga und der verschiedenen Menschen um ihn herum. Der Leser kann eine psychologische Reise machen, anschaulich und unterhaltend, aber mit therapeutischem Effekt. Für einige typische Situationen werden Ratschläge gegeben. Nach gelungenem Einfühlen in den hyperaktiven Michel und durch Einsichten in das eigene Verhalten, sollte der Leser darüber hinaus am Schluss in der Lage sein, sich viele Antworten selber geben zu können.

Skrodzki/Mertens (Hrsg.) „Praxis interdisziplinär – in der Arbeit mit hyperaktiven Kindern und Jugendlichen", ISBN 3-933067-07-3

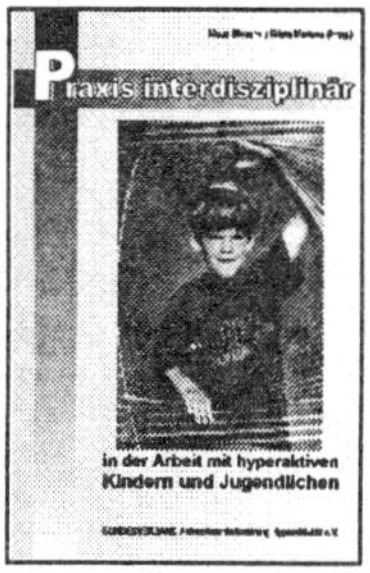

Das Buch stellt die praktische Arbeit mit hyperaktiven und aufmerksamkeitsgestörten Kindern vor: Es werden Möglichkeiten aufgezeigt durch geeignete Therapien den übersteigenden Bewegungsdrang der Kinder zu kanalisieren, ihre Wahrnehmungsfähigkeit zu verbessern und gleichzeitig ihre ausgeprägte Kreativität zu fördern. Dabei kann aus der Vielzahl der anwendbaren Therapien nur eine Auswahl vorgestellt werden.
Ergänzend wird das Krankheitsbildes ADHS aus medizinischer, pädagogischer und diagnostischer Sicht dargestellt sowie die besondere Bedeutung des multimodalen Ansatzes in der Behandlung hyperaktiver Kinder verdeutlicht.